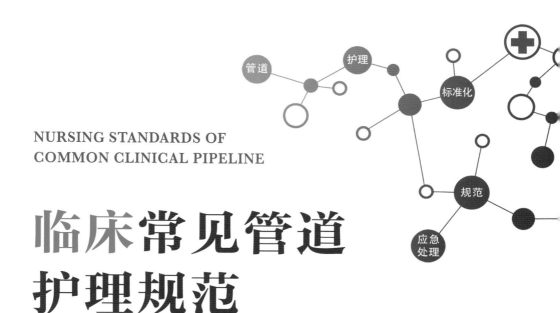

NURSING STANDARDS OF
COMMON CLINICAL PIPELINE

临床常见管道
护理规范

主　编　秦玉荣

副主编　郭婷婷　汪　琳

编　委　吴黎立　陶训功　周　琳

　　　　胡玉兰　朱守俊　路　宏

　　　　李　扬

中国科学技术大学出版社

内 容 简 介

管道是临床诊断和治疗疾病的重要工具,本书对如何固定各种管道及处理各种应急情况作了介绍,目的在于规范管道固定位置、方法等,以保障各种治疗规范地进行。全书共包含两大部分:第一部分是管道管理概述,第二部分就临床常见的23种管道固定操作规程以及管道滑脱的应急处理进行详细阐述。本书内容新颖,实用性较强。

图书在版编目(CIP)数据

临床常见管道护理规范/秦玉荣主编. —合肥:中国科学技术大学出版社,2021.2
(2023.3重印)

ISBN 978-7-312-05164-7

Ⅰ.临… Ⅱ.秦… Ⅲ.导管治疗—护理学 Ⅳ.R473

中国版本图书馆CIP数据核字(2021)第027209号

临床常见管道护理规范

LINCHUANG CHANGJIAN GUANDAO HULI GUIFAN

出版	中国科学技术大学出版社
	安徽省合肥市金寨路96号,230026
	http://press.ustc.edu.cn
	https://zgkxjsdxcbs.tmall.com
印刷	安徽国文彩印有限公司
发行	中国科学技术大学出版社
经销	全国新华书店
开本	710 mm×1000 mm 1/16
印张	6.75
字数	103千
版次	2021年2月第1版
印次	2023年3月第2次印刷
定价	40.00元

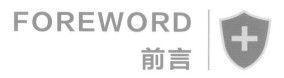

FOREWORD
前言

  临床上管道是辅助疾病诊断、治疗等的重要工具,随着医学发展以及新技术和新方法的应用,管道的种类不断丰富。管道建立后的管道护理是护士需要时时关注的重要工作。管道的维护和管理是否适当,将影响到患者的安全及治疗的效果,也会影响到护理质量。

  关于临床管道的护理规范,目前只散见于文献及报道之中,没有一套相对完整、规范的文本。为此,我们组织一线护理人员和护理工作管理者,查阅、参考相关资料,并结合临床实践经验编写了本书。本书较全面地介绍了临床常见管道护理规范,尤其是管道固定的规范。本书图文并茂,内容丰富,是一本临床护理人员可以参考的实用管道护理工具书。

  由于编者的学识和水平所限,书中存在不足之处在所难免,恳请读者批评指正。

编 者

CONTENTS
目录

第一章
概　述

1

一、管道分类

目前,临床常用的管道有很多,它们分别具有不同的功能,常作为治疗、观察病情的手段和判断预后的依据。护理的精准与否,直接关系到疾病的转归乃至患者的生命安全。临床的管道根据其功能不同,分类如下:

(一)供给性管道

将氧气、能量、水分或药液源源不断补充到患者体内的管道称为供给性管道。在抢救危重患者时,这些管道被称为"生命管",如给氧管、鼻饲管、输血输液管等。例如,对于创伤性失血性休克的患者,血容量明显不足,心、脑、肾等重要脏器缺血缺氧,通过通畅的管道及时补充液体扩充血容量和供给氧气,可及时抢救患者生命。

(二)排出性管道

从患者体内引流出液体、气体等的专用性管道称为排出性管道。排出性管道所引流出的液体、气体常作为治疗、判断预后的有效指标。常见的排出性管道有胃肠减压管、留置导尿管、各种引流管等。例如,留置导尿管不仅能够排出尿液,而且通过对尿量的测定可监测液体平衡状况,量出为入,指导输液,同时还可借助尿量来评估抗休克的效果。

(三)监测性管道

监测性管道指放置在患者体内起观察和监护作用的管道,不少供给性或排出性管道也兼有此作用,如上腔静脉导管等。例如,上腔静脉导管既可快速大量补液,也可测中心静脉压,反映右心前负荷,对指导补液有意义。

(四)综合性管道

综合性管道兼具供给性、排出性、监测性的功能,在特定的情况下发挥特定的功能,如胃管等。例如,胃管有三重作用:在昏迷或下颌骨折时,可通过胃管进食;在胃肠大手术后,肠胀气、胃液滞留时可通过胃管减压,以减轻腹部压力和不适;当上消化道出血时,胃管可监测出血的速度和量,从而了解治疗的效果。

二、管道护理的一般原则

(一)妥善固定

管道置入后一般需要放置一段时间,患者常有不适感,因此护理时应妥善固定,防止非计划性拔管,确保留置管道的效用发挥。

(二)保持通畅

无论何种管道均应保持通畅,以达到其治疗、诊断、观察等目的。

(三)严密观察

护理人员应了解置入管道的目的及可能发生的并发症,并能及时处理各种紧急情况。

三、管道护理总标准

(一)基本标准及要求

(1)护士着装规范,戴口罩及手套;熟悉患者病情;向患者或家属解释置管的目的、置管时间,以便取得患者或家属的配合。

(2)认真遵守无菌操作原则,引流装置根据其性质和需要进行更换,一般普通一次性引流装置至少一天一换,防逆流引流装置至少一周一换,同一患者的多根管道应分别标有明显标志(管道名称、置管日期等)。

(3)认真落实各项引流护理常规措施,根据病情需要及医嘱定时关闭、开放引流管。

(4)注意观察管口周围皮肤及敷料情况,保持干燥、清洁、无污染。

（5）引流管各连接处紧密、通畅，无扭曲、折叠及脱落情况；高度适宜，压力适当，流速正常；严密观察引流液的颜色、性状、量、液面有无波动；每班至少记录1次（根据医嘱）。

（6）主动巡视患者，做好对患者生命体征的监测及相关症状体征的观察，发现异常及时汇报医生。

（7）在翻身、搬动、转运患者时按要求夹闭引流管并妥善固定，保持正常引流位置，以防脱管及发生意外。

（8）加强识别并预防并发症，观察有无皮下气肿、瘘、腹痛、黄疸、感染、出血等，如有异常及时汇报医生并配合处理。

（9）落实患者的基础护理，保持皮肤、衣裤及床铺清洁、干燥。

（10）做好健康教育，告知患者或家属各类置管的目的、注意事项及进行休息、活动、饮食，开展功能锻炼，出现意外情况时的处理方法及相关知识。

（11）做好心理护理，及时了解患者的心理活动，鼓励患者积极配合治疗和护理。

（12）严格掌握拔管指征，根据医嘱拔管或协助拔管。拔管后做好相关病情观察及护理观察。

（二）各类固定胶带①的裁剪方法

1.“工”字形固定胶带

剪取一块5 cm×7.5 cm的胶带，将胶带剪成“工”字形，一侧至少2.5 cm，另一侧至少2 cm，如图1.1所示。

适用范围：鼻胃管、鼻肠管、鼻胆管、鼻塞吸氧管。

2.大“I”字形固定胶带

根据导管尺寸，剪取合适尺寸的胶带，裁剪成大“I”字形，如图1.2所示。

适用范围：各种管道的二次固定，体现高举平台法。

---

① 一般采用加压固定胶带，以下简称加压胶带。

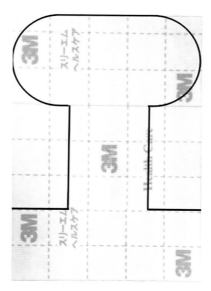

图1.1　"工"字形固定胶带

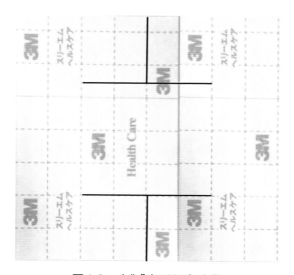

图1.2　大"I"字形固定胶带

3. 双"工"字形固定胶带

根据导管尺寸,剪取合适尺寸的胶带,将胶带剪成双"工"字形,如图1.3所示。

适用范围:从鼻腔引出的两个管道的固定,如鼻胃管+鼻肠管。

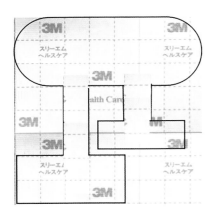

图1.3　双"工"字形固定胶带

4."人"字形固定胶带

剪取一块5 cm×7.5 cm的胶带,将胶带剪成"人"字形,如图1.4所示。

适用范围:胃管。

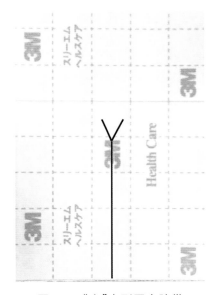

图1.4　"人"字形固定胶带

5.螺旋固定法胶带

剪取一块胶带,长约20 cm,宽约3.5 cm,将一端剪成三等份,如图1.5所示。

适用范围:胸腔引流管、腹腔双套管等直径较大的管道固定。

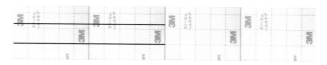

图1.5　螺旋固定法胶带

6. 单腔CVC尾端固定胶带

剪取一块胶带,长7~8 cm,从一端右侧边约2.5 cm处向里剪2 cm并呈"Y"字形,再从两侧5 cm处向里剪约2 cm,如图1.6所示。

适用范围:单腔深静脉置管和PICC置管。

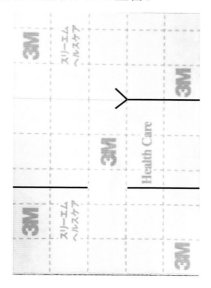

图1.6　单腔CVC尾端固定胶带

7. 双腔CVC尾端固定胶带

剪取一块胶带,长7~8 cm,从底部正中向里剪约3.5 cm,从另一端右侧边约2.5 cm处向里剪2.5 cm并呈"Y"字形,如图1.7所示。

适用范围:双腔深静脉置管。

8. 结绳法固定胶带

剪取一块胶带,长7~8 cm,宽5 cm,在中间剪取2处长约2 cm、相距1 cm的剪口,以方便穿绳,如图1.8所示。

适用范围：尿管。

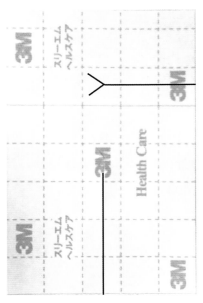

图1.7　双腔CVC尾端固定胶带

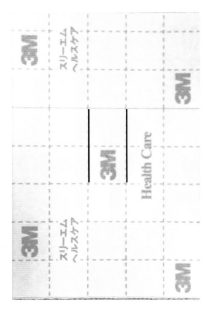

图1.8　结绳法固定胶带

9. "Y"形固定胶带

剪取一段丝绸胶带,长约20 cm,宽2.5 cm,从下端中间处撕开,末端留约4 cm长度勿撕,如图1.9所示。

适用范围:经口气管插管。

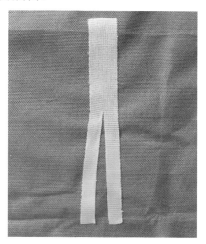

图1.9　"Y"形固定胶带

10. "双人"字形固定胶带

剪取一块5 cm×7.5 cm的胶带,将胶带剪成"双人"字形,如图1.10所示。

适用范围:胃管+鼻肠管。

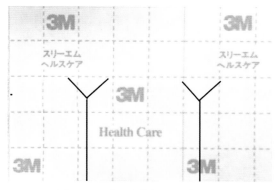

图1.10　"双人"字形固定胶带

备注:撕除离型纸应从中间撕开,否则不易撕除。

第二章
各管道护理规范

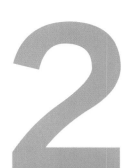

第一节
吸氧管护理规范

吸氧管为单腔或双腔鼻导管,可将其插入一侧或两侧鼻孔,末端连接氧气。

一、作　　用

用于轻症缺氧患者、呼吸衰竭恢复期患者及需要预防性给氧者。

二、固定规范

1. 固定要求

　　牢固、舒适、美观。每日检查耳廓后皮肤,防止导管相关性压疮。

2. 固定流程

　　(1)评估:评估患者年龄、病情、意识、治疗情况、心理状况、合作程度、缺氧程度、鼻腔黏膜状况及有无分泌物堵塞。

　　(2)护士准备:护士着装整齐、洗手、戴口罩。

　　(3)物品准备:吸氧管、胶带、电筒、小纱布、温水、手消毒剂、无菌棉签、弹性棉柔宽胶带。

　　(4)具体流程:

鼻塞吸氧管固定流程

1. 确认单孔鼻塞式吸氧管在位。

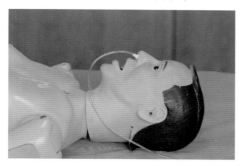

2. 撕开"人"字形胶带离型纸。

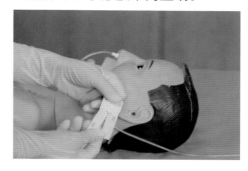

3. 将胶带未剪开部分固定在鼻梁上，指压固定好的胶带。

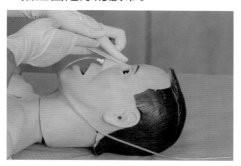

4. 轻压鼻尖部弹性胶带。

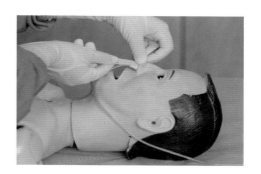

5. 将胶带左侧撕开端：从左向右螺旋固定于吸氧管，末端反折 0.3 cm，便于撕除。

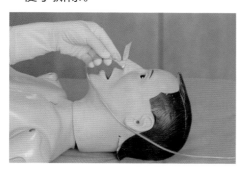

6. 将胶带右侧撕开端：从右向左螺旋固定于吸氧管，末端反折 0.3 cm，便于撕除。

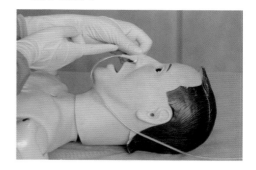

7. 检查敷贴固定情况,不影响氧气吸入。

8. 第二道固定以高举平台法固定于面颊上,管道标志置于第二道固定处稍后方。

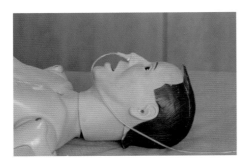 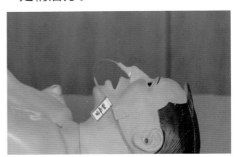

三、护理要点

（1）根据病情调节至合适氧流量,防止管道脱落、扭曲、受压。

（2）观察患者神志、呼吸、缺氧改善情况。

（3）观察鼻黏膜有无出血、破损。

（4）做到用氧安全。

（5）吸氧及配套装置根据其性质决定更换频次。

四、管道意外滑脱应急预案

被污染的管道及时予以更换,告知患者不要随意取下,交代注意事项,做好心理护理。

第二节
胃管护理规范

胃管,也称鼻胃管,一般由一侧鼻孔插入,经咽部,通过食管到达胃部,多用于回抽胃液及消化道出血时通过引流观察出血量,也可以用来向胃里注入液体为患者提供必需的食物、肠内营养物质或药物。

一、作　　用

（1）用于胃肠减压,目的在于防治各种疾病导致的腹胀、腹痛、胃潴留。

（2）为不能经口进食的患者进行鼻饲。

（3）为中毒患者进行洗胃治疗。

（4）用于消化道出血的观察和治疗。

二、固定规范

1. 固定要求

舒适、牢固、保持通畅且美观。

2. 固定流程

（1）评估:评估患者意识、病情、合作程度、面部皮肤情况及管道通畅度。

（2）护士准备:护士着装整齐、洗手。

（3）物品准备:弹性柔棉宽胶带、手消毒剂、导管标志,必要时备皮肤保护剂（清洁鼻部后使用）。

（4）具体流程:

胃管固定流程

1. 剪取一"工"字形弹性柔棉宽胶带（固定贴）。

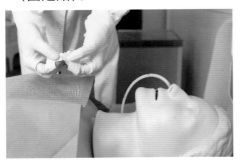

2. 将离型纸从中间撕开。

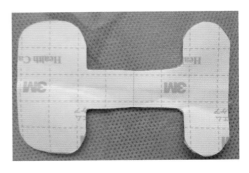

3. 清洁鼻部,待干,撕除上端离型纸,将较宽一端粘贴于患者鼻部,注意避开眼角。

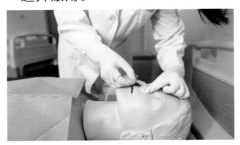

4. 将"工"字形固定贴中部粘贴在胃管上。

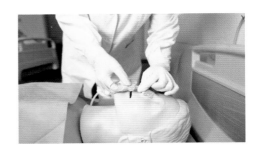

5. 撕除下端离型纸,缠绕于胃管上,两侧末端边角均反折 0.3 cm,便于移除。

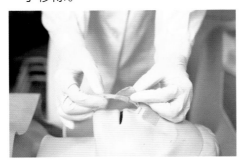

6. 抚平固定贴,使粘贴部分固定牢固。

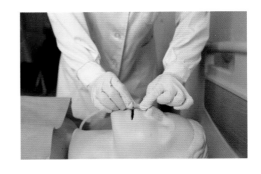

7. 清洁面颊皮肤,待干,从中间撕开大"I"字形弹性柔棉宽胶带离型纸。

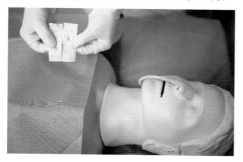

8. 以高举平台法粘贴胃管延长管,距鼻部约 15 cm。

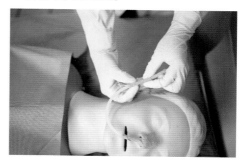

9. 先后撕开两侧离型纸,将胶带粘贴于面颊部皮肤上。

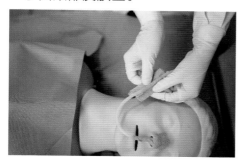

10. 检查胃管固定情况,确保牢固。

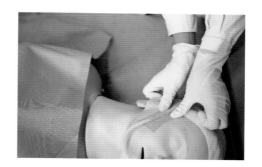

11. 将导管标志粘贴于管道出口 10~15 cm 处。

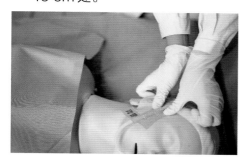

三、护理要点

（1）每班注意交接管道刻度和通畅度。

（2）行胃肠减压时负压一般为$-7\sim-5$ kPa。

（3）管道妥善固定，防止扭曲、打折、受压。

（4）留置胃管，每天做好口腔护理，观察鼻腔黏膜状况。

（5）一般硅胶胃管4周更换一次，并换至另一侧鼻腔。

（6）护理时注意避免胃管脱出、误吸等并发症。

四、管道意外滑脱应急预案

（1）发现胃管脱出，立即安抚患者并取合适体位。

（2）同时汇报医生，评估患者生命体征。

（3）是否重新置入遵医嘱执行，重置者须妥善固定。

（4）对患者或家属进行宣教。

（5）记录胃管滑脱原因、时间及其是否重置等情况，并在护理记录中体现。

（6）按照护理不良事件上报。

参 考 文 献

［1］ 王佳鑫，王敏，王莉苹.胃管的留置方法与护理［J］.世界最新医学信息文摘，2015，15（98）：18，22.

［2］ 朱开梅，曹玉刚.胃肠手术后胃肠减压负压吸引器的最佳压力值研究［J］.护理学杂志，2009，24(16)：7-8.

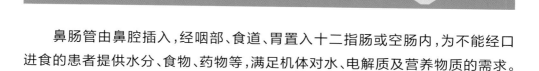

第三节
鼻肠管护理规范

鼻肠管由鼻腔插入,经咽部、食道、胃置入十二指肠或空肠内,为不能经口进食的患者提供水分、食物、药物等,满足机体对水、电解质及营养物质的需求。

一、作　　用

(1)供给食物和药物。

(2)促进肠道运动。

(3)维护肠道完整性,防止细菌移位。

二、固定规范

1.固定要求

舒适、牢固、保持通畅且美观。

2.固定流程

(1)评估:评估患者意识、病情、合作程度、鼻面部皮肤情况及管道通畅度。

(2)护士准备:护士着装整齐、洗手。

(3)物品准备:弹性柔棉宽胶带、手消毒剂、导管标志,必要时备皮肤保护剂(清洁鼻部后使用)。

(4)具体流程:单独鼻肠管固定方法同鼻胃管。以下介绍置鼻胃管+鼻肠管的固定流程。

鼻胃管+鼻肠管固定流程

1. 清洁鼻部,待干,将双"工"字形固定贴未剪开一端粘贴于患者鼻部,避开眼角。

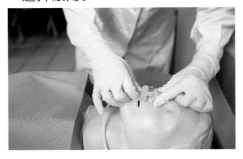

2. 将胃管侧"工"字形固定贴包裹并粘贴于胃管上,两侧末端均反折0.3 cm,便于移除。

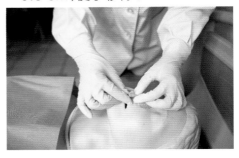

3. 抚平固定贴,使粘贴部分固定牢固。

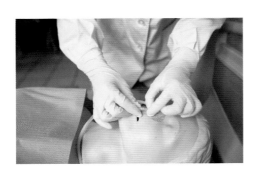

4. 将鼻肠管侧"工"字形固定贴同法包裹并粘贴于鼻肠管上,末端反折0.3 cm。

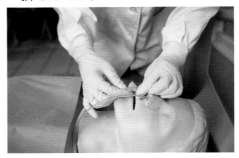

5. 抚平固定贴,使粘贴部分固定牢固。

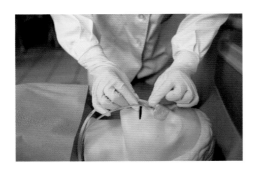

6. 检查胃管及鼻肠管固定情况,确保均妥善固定。

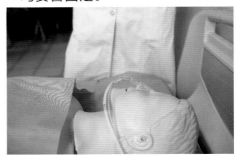

7. 清洁面颊皮肤,待干,从中间撕开双"人"字形固定贴离型纸。

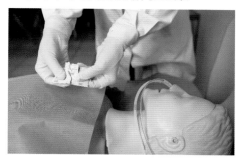

8. 先以高举平台法粘贴胃管延长管,距鼻部约15 cm。

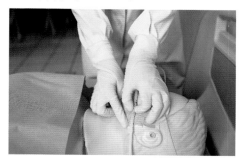

9. 再以高举平台法粘贴鼻肠管延长管。

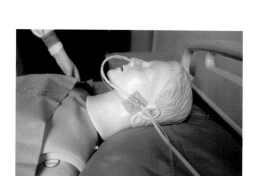

10. 将导管标志分别粘贴于胃管和鼻肠管,距鼻腔管道出口10~15 cm处。

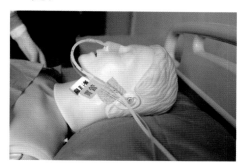

三、护理要点

（1）妥善固定,每班交接固定的刻度。

（2）使用前抽吸胃肠液确定营养管位置,确保通畅。

（3）鼻肠管喂养时注意营养液不可被细菌污染,要求按静脉输液标准执行无菌操作,同时每日更换输注管道。

（4）流质和药物要粉碎并完全溶解,鼻饲前、后用20 mL温开水冲管。

（5）连续输注营养液时每4 h冲管1次,以预防堵管。

四、管道意外滑脱应急预案

（1）发现鼻肠管脱出，立即安抚患者并取合适体位。

（2）同时汇报医生，评估患者生命体征。

（3）遵医嘱是否重新置入，如置入需要妥善固定。

（4）对患者或家属进行宣教。

（5）记录鼻肠管滑脱原因、时间及其是否重置等情况，并在护理记录中体现。

（6）按照护理不良事件上报。

参 考 文 献

[1] 王小玲,蒋雪妹,戴垚.鼻肠管的运用及护理研究进展[J].中华护理杂志,2014,49（12）:1506-1510.

第四节
尿管护理规范

导尿管由天然橡胶、硅橡胶或聚氯乙烯（PVC）制成,经由尿道插入膀胱以便将尿液引流出来。导尿管插入膀胱后,靠近头端的气囊能够将导尿管留在膀胱内,使导尿管不易脱出。导尿管通过引流管连接尿袋收集尿液。

一、作 用

（1）各种原因引起的排尿困难。

（2）用于特定手术（如腹腔、泌尿道、妇科等手术）。

（3）可用于准确记录单位时间尿量。

（4）三腔尿管常用于泌尿外科术后的持续冲洗。

二、固定规范

1. 固定要求

牢固,防止牵拉,保持管道通畅,防止尿袋拖到地面。

2. 固定流程

（1）评估:评估患者意识、病情、合作程度、大腿处皮肤情况及管道通畅度。

（2）护士准备:护士着装整齐、洗手。

（3）物品准备:弹性柔棉宽胶带、透明敷贴、手消毒剂、20 mL 注射器×2、灭菌注射用水、导管标志、固定绳。必要时备皮肤保护剂（清洁皮肤后使用）。

（4）具体流程（三腔尿管固定同两腔尿管）:

尿管固定流程

1. 为患者行保留导尿。

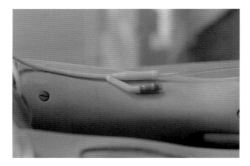

2. 准备 20 mL 空注射器一个。

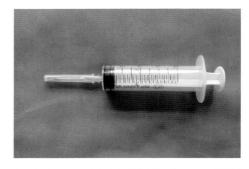

3. 回抽气囊内原有的气体或液体。

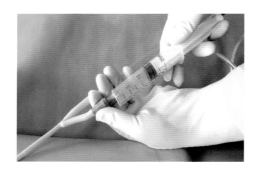

4. 用 20 mL 注射器抽取 15 mL 灭菌水。

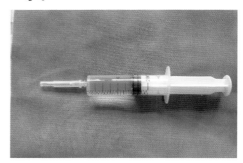

5. 将气囊内注入 15 mL 灭菌水。

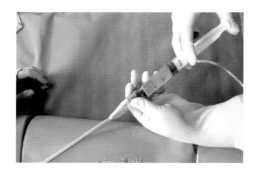

6. 取一 7.5 cm × 5 cm 弹性柔棉宽胶带，剪成图示形状，撕开中间部分离型纸。

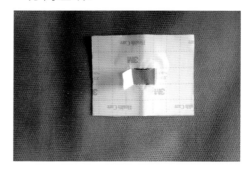

7. 将中间撕开的部分粘在一起。

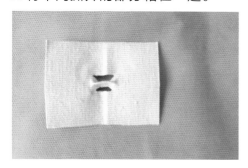

8. 将固定绳系在中间剪口部分。

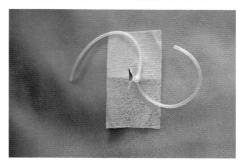

9. 或者选择专用导管固定贴。

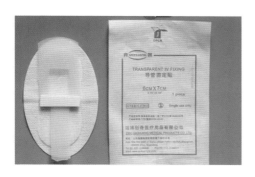

10. 清洁皮肤,待干,准备一张透明敷贴先粘贴于大腿内侧处(视患者皮肤而定)。

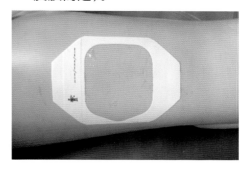

11. 将准备好的弹性柔棉宽胶带粘贴于透明敷贴上。

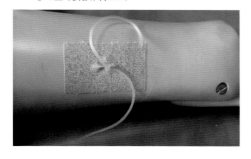

12. 将弹性柔棉宽胶带上的系带系于尿管气囊端。

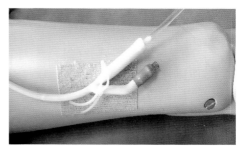

13. 将尿管标志粘贴于尿管气囊侧。

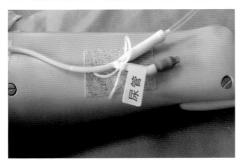

14. 用专用固定贴固定尿管。

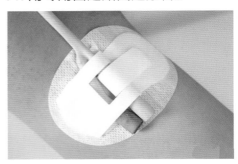

三、护理要点

（1）保持管道通畅，防止扭曲、受压、堵塞；观察导尿管有无位置的改变及脱出，避免过度牵拉。

（2）观察尿液的颜色、性状与量，注意有无出血。

（3）泌尿外科术后患者不常规评估尿管固定情况（或者根据泌尿外科医生指示）。

（4）对于急性尿潴留、膀胱高度膨胀的患者首次引流尿液不宜超过1 000 mL。

（5）尿袋的位置低于膀胱，定时放出尿袋中的尿液。

（6）保持尿道外口周围清洁，会阴每日擦洗2次。

（7）严格执行无菌操作，引流袋每周更换一次。

（8）视病情鼓励患者多饮水，饮水量为2 000~3 000 mL/d，保持足够的尿量，达到冲洗的作用。

四、管道意外滑脱应急预案

（1）观察患者能否自行排尿、尿道有无损伤，汇报医生。

（2）能排尿者观察尿液的性状、量及颜色。

（3）做好会阴部清洁。

（4）协助重新导尿。

（5）按照护理不良事件上报。

参 考 文 献

［1］ 顾淑芳,孙娜,王雪萌,等.预防留置尿管相关性尿路感染的护理研究进展［J］.护士进
修杂志,2017,32(10):889-891.

［2］ 郭莉,石锋,李秀容,等.留置导尿管相关性感染的临床特征与危险因素分析［J］.中华
医院感染学杂志,2017,27(10):2245-2247,2255.

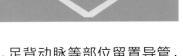

第五节
外周动脉置管护理规范

外周动脉置管指通过桡动脉、肱动脉、股动脉、足背动脉等部位留置导管，用于危重患者的抢救和血压监测。

一、作　　用

（1）用于危重患者及重大手术监测，以准确反映患者血压动态变化。

（2）留取动脉血标本。

二、固定规范

1. 固定要求

密闭以保持无菌屏障，牢固、舒适、美观，导管无滑脱、移位。

2. 固定流程

（1）评估：评估患者意识、病情、合作程度，导管穿刺点及局部皮肤情况，敷贴情况，换药日期，置管日期。

（2）护士准备：护士着装整齐、洗手、戴口罩。

（3）物品准备：导管维护专用换药包或换药盒（包括无菌棉球、无菌换药镊、治疗巾、无菌手套、6 cm×7 cm 透明敷贴、皮肤消毒剂）、手消毒剂、导管标志、弹性柔棉宽胶带。必要时备无菌小纱布或纱布敷贴。

（4）具体流程（以桡动脉置管固定为例）：

桡动脉置管固定流程

1. 确认外周动脉置管在位,按照规范流程换药。

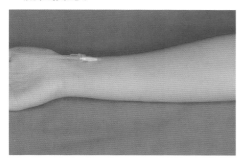

2. 将 6 cm × 7 cm 透明敷贴中心对准穿刺点轻轻放下。

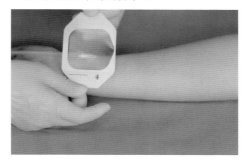

3. 无张力固定透明敷贴,先粘紧中心位置并塑形。

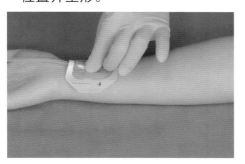

4. 由中心向四周抚平透明敷贴,排尽气泡。

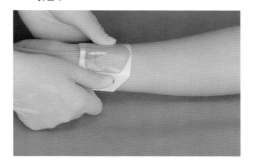

5. 撕除透明敷贴边衬,轻轻按压并抚平敷贴边缘。

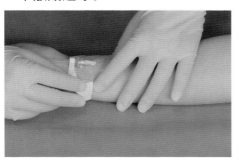

6. 在胶带上注明置管日期、工号。

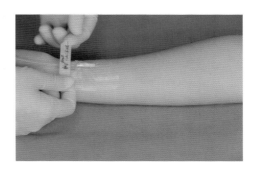

7. 检查透明敷贴固定情况,确保牢固。

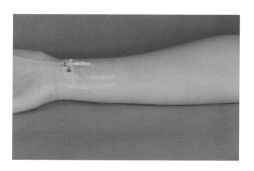

8. 动脉置管延长管绕过虎口以防止牵拉。

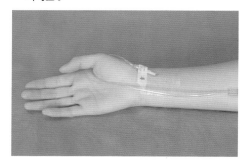

9. 以高举平台法进行第二道固定,在导管标志上注明管道名称、置管日期、工号。

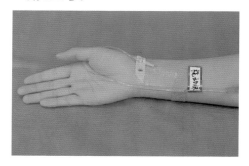

10. 用弹性柔棉宽胶带沿管道走向以高举平台法于标志稍后方进行第三道固定。

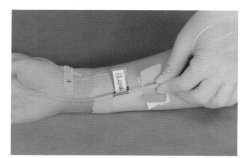

11. 检查管道固定情况。

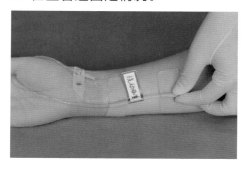

三、护理要点

（1）肝素水(0.9% 生理盐水 500 mL+肝素 20 mg)加压持续滴入,以保持管道通畅,如有回血及时冲洗,每日更换肝素水,加压气袋气压大于 300 mmHg。

（2）管道内若有血块堵塞应立即抽出,勿将血块推入,防止动脉栓塞。

（3）保持测压管道通畅,妥善固定导管及延长管,防止导管或接头松脱导致大量出血。

（4）各管道三通换能器之间必须连接紧密,不能漏气漏液,防止空气进入管道造成空气栓塞。

（5）观察穿刺点有无发红、肿胀、脓性分泌物、破溃,若有则及时消毒,更换敷贴,管道留置时间一般为 3 d,最多不超过 7 d。

（6）严格执行无菌操作,防止感染。

（7）加强对置管侧肢体的观察和护理;观察肢体温度、肤色,肢体有无肿胀、疼痛;穿刺侧肢体保持功能位,避免过伸或过曲。

（8）持续监测血压,间断调零,换能器位置与零点持平,即与右心房水平(腋中线第四肋间)。

（9）观察压力波形的变化,若出现低钝、消失,查看有无打折、堵塞现象。

（10）若持续监测动脉血压,须与无创血压对照,以排除其他干扰因素。

（11）拔管后压迫止血 5~10 min 后,无活动性出血者再以绷带加压包扎。

四、管道意外滑脱应急预案

（1）加压按压穿刺处并汇报医生。

（2）加压按压至少 5 min,局部加压包扎 30 min 后,穿刺部位覆盖无菌敷料,24 h 后无异常可去除。

（3）必要时协助医生重新置管。

（4）观察患者生命体征的变化。

（5）对于清醒患者,做好心理护理,交代注意事项。

参 考 文 献

［1］ 陈慧.桡动脉留置针改良固定法用于有创血压监测患者的护理效果[J].实用临床护理学电子杂志,2019,4(37):10-11.

［2］ 沈咏芳,王琦.ICU应用桡动脉置管进行有创血压监测的护理[J].系统医学,2018,3(21):166-168.

［3］ 何炎贞,甘丽萍,庞启容.经桡动脉穿刺术的护理进展[J].全科护理,2009,7(32):2989-2990.

［4］ 周蓉.动脉压迫止血器在桡动脉置管穿刺点渗血时的应用[J].中国医药指南,2012,10(5):280-281.

［5］ 黄育聪.双重固定法在桡动脉测压置管中的应用[J].中国处方药,2014,12(8):139-140.

第六节
外周静脉置管护理规范

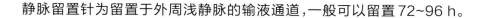

静脉留置针为留置于外周浅静脉的输液通道,一般可以留置72~96 h。

一、作　　用

用于长期输液患者,老年人、小儿,无自主意识、危重患者等。

二、固定规范

1. 固定要求

　　密闭、保持无菌屏障,牢固、舒适、美观,导管无滑脱、移位。

2. 固定流程

　　(1)评估:评估患者意识、病情、合作程度,导管穿刺点及局部皮肤情况,置管日期。

　　(2)护士准备:护士着装整齐、洗手、戴口罩。

　　(3)物品准备:无菌手套、6 cm×7 cm透明敷贴、皮肤消毒剂、手消毒剂、无菌棉签。

　　(4)具体流程:

外周留置针固定流程

1. 确认外周留置针在位,按照规范流程换药。

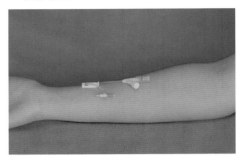

2. 将 6 cm×7 cm 透明敷贴中心对准穿刺点轻轻放下。

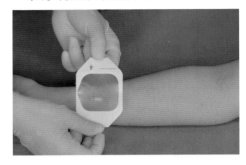

3. 无张力固定透明敷贴,先粘紧中心位置并塑形。

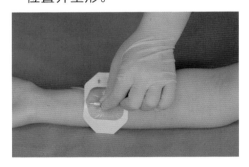

4. 由中心向四周抚平透明敷贴,排尽气泡。

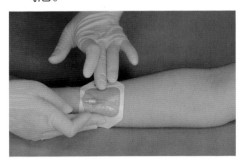

5. 边撕除透明敷贴边衬,边按压抚平敷贴边缘。

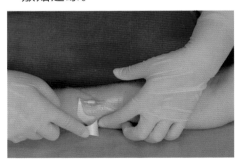

6. 在胶带上注明置管日期、工号,并粘贴于留置针尾部。

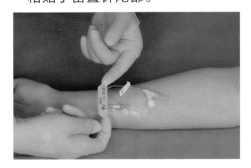

7. 留置针"Y"形接头高于穿刺点。

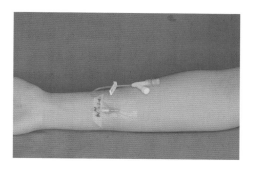

8. 用弹性柔棉宽胶带以高举平台法呈"U"形固定"Y"形接头。

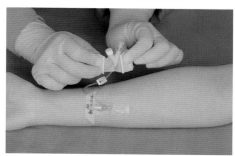

9. 将"Y"形接头固定于皮肤上。

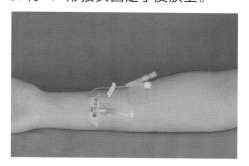

三、护理要点

(1)留置针上注明穿刺日期,不宜仅以留置时间长短作为静脉导管拔除依据。当临床治疗不需要使用静脉导管或静脉导管出现并发症时,应及时拔除。

(2)敷贴卷边、污染或潮湿时及时更换。

(3)密切观察局部有无红肿、触痛等现象,发现异常及时处理。

(4)静脉留置针使用高举平台法妥善固定,敷贴避免被水沾湿。

(5)封管:封管液通常为0.9%生理盐水或稀释肝素液,采用脉冲式冲管方法冲管,肝素帽内无血渍、药物残留。

四、管道意外滑脱应急预案

（1）立即用无菌棉签按压穿刺点，至无出血。

（2）根据病情另置静脉通道。

（3）对于清醒患者，做好心理护理，交代注意事项。

参 考 文 献

[1] 涂羽,伍红平.静脉留置针"U"形双重固定法的临床应用[J].临床医药文献电子杂志,2019,6(69):106.

[2] 李桂新.静脉留置针的使用与维护[J].大家健康(学术版),2014,8(2):315-316.

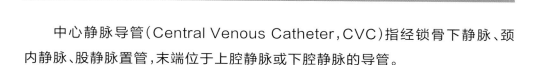

第七节
中心静脉导管(CVC)
护理规范

中心静脉导管(Central Venous Catheter,CVC)指经锁骨下静脉、颈内静脉、股静脉置管,末端位于上腔静脉或下腔静脉的导管。

一、作　　用

(1)可大量而快速地静脉输血、输液。

(2)测量中心静脉压。

(3)为危重患者建立静脉通路。

(4)需输入高渗剂、发泡剂、刺激性药物以及需长期肠外营养的患者。

二、固定规范

1. 固定要求

密闭、保持无菌屏障,牢固、舒适、美观,导管无滑脱、移位。

2. 固定流程

(1)评估:评估患者意识、病情、活动能力、合作程度,导管穿刺点及局部皮肤情况,导管外露刻度,敷贴情况,换药日期,置管日期。

(2)护士准备:护士着装整齐、洗手、戴口罩。

(3)物品准备:导管维护专用换药包或换药盒(含无菌棉球、无菌换药镊、治疗巾、无菌手套、10 cm×12 cm透明敷贴、皮肤消毒剂)、手消毒剂、导管标志、弹性柔棉宽胶带。必要时备无菌小纱布或纱布敷贴。

（4）具体流程：

① 单腔 CVC 固定流程

1. 确认单腔 CVC 在位，检查导管刻度，按深静脉置管维护规范换药。

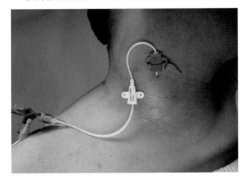

2. 将 10 cm × 12 cm 透明敷贴以穿刺点为中心固定。

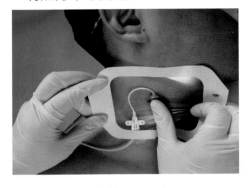

3. 先粘紧透明敷贴中心位置并固定。

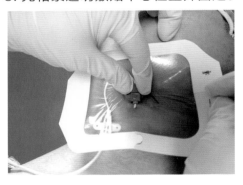

4. 固定导管，将管道塑形。

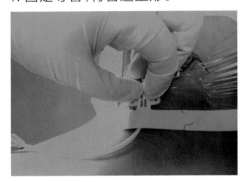

5. 抚平透明敷贴边缘，撕掉敷贴边衬。

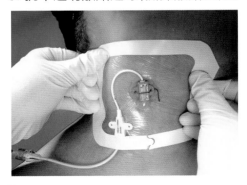

6. 填写置管日期、换药日期、工号。

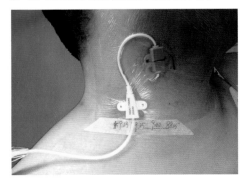

7. 清洁皮肤,待干,用大"I"字形弹性
   柔棉宽胶带进行第二道固定。

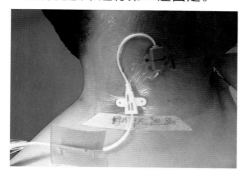

② 双腔 CVC 固定流程

1. 按规范流程换药后,同单腔 CVC
   进行第一道固定。

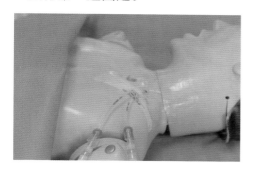

2. 撕开双腔 CVC 固定胶带中间部分
   离型纸。

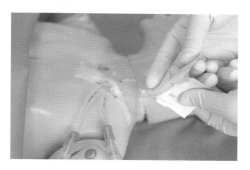

3. 用固定胶带未剪开部分以高举平
   台法先固定双侧导管。

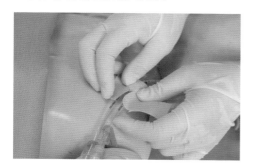

4. 将导管从出口处拉出,无张力粘贴
   于皮肤上。

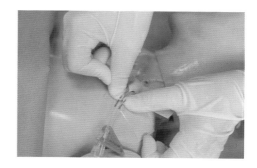

5. 撕除一侧离型纸,对一腔导管以环形高举平台法固定。

6. 撕除另一侧离型纸,同法固定另一腔管道。

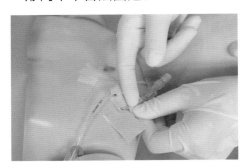 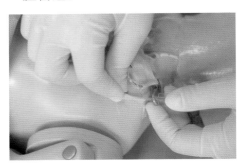

三、护理要点

（1）每班交接导管刻度固定情况,敷料干燥、整洁、固定良好,无渗血、渗液。

（2）保持管道通畅,每12 h以脉冲式冲管方法冲管,避免管道受压、打折。

（3）严格执行无菌操作,观察穿刺点有无红肿、脓点,监测体温,观察有无寒战、发热,发现异常及时汇报医生。

（4）严格执行各项操作规程,预防空气栓塞等并发症。

（5）拔管后遵医嘱留取标本送检,按压至不出血,以无菌敷料覆盖,次日无异常可揭除敷料。

四、管道意外滑脱应急预案

（1）发现深静脉导管滑脱,应立即压迫穿刺点,防止出血及空气栓塞。

（2）观察局部有无血肿及患者呼吸情况。如患者呼吸困难,予头低足高左侧卧位,并立即汇报医生。

（3）严格消毒穿刺部位。

（4）检查静脉导管是否完整,如有断裂,应紧急床边摄片,确定导管位置,汇报医生予进一步处理。

（5）如部分脱出，且抽回血畅、无局部肿胀者，严格消毒后重新固定。

（6）根据病情另外开通静脉通道。

（7）对于清醒患者，做好心理护理，交代注意事项。

（8）按照护理不良事件上报。

参 考 文 献

［1］ 杨霞.中心静脉置管的护理［J］.中国药物经济学,2014,9(S1):280-281.

［2］ 汪雪梅.弹性软棉宽胶带联合3M透明敷贴在深静脉留置导管中的应用［J］.护士进修杂志,2008,23(11):封3.

［3］ 梁雅林.深静脉穿刺置管术的护理体会［J］.护理实践与研究,2008(2):56,59.

第八节
经外周静脉置入中心静脉
导管(PICC)护理规范

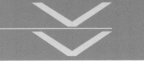

经外周静脉置入中心静脉导管（Peripherally Inserted Central Venous Catheters,PICC)置管,是利用导管从外周手臂的静脉进行穿刺,使导管直达靠近心脏的大静脉(末端位于上腔静脉),以避免化疗药物与手臂静脉的直接接触,加上大静脉的血流速度很快,可以迅速稀释化疗药物,防止药物对血管形成刺激。常用的外周静脉有:贵要静脉、肘正中静脉、头静脉、肱静脉。

一、作 用

（1）用于输入高渗性、发泡剂、刺激性药物。

（2）行胃肠外营养治疗。

（3）需长期静脉输液的患者。

二、固定规范

1. 固定要求

密闭、保持无菌屏障,牢固、舒适、美观,导管无滑脱、移位。

2. 固定流程

（1）评估:评估患者意识、病情、合作程度,导管穿刺点及局部皮肤有无红肿、触痛、渗血、渗液,局部肢体有无肿胀,导管外露刻度,敷贴情况,换药日期,置管日期。

（2）护士准备:护士着装整齐、洗手、戴口罩。

（3）物品准备：导管维护专用换药包或换药盒（含无菌棉球、无菌换药镊、治疗巾、无菌手套、10 cm×12 cm透明敷贴、皮肤消毒剂）、手消毒剂、导管标志、弹性柔棉宽胶带。

（4）具体流程：

PICC固定流程

1. 确认PICC置管在位，检查置入刻度，按规范流程换药。

2. 将10 cm×12cm透明敷贴中心对准穿刺点轻轻放下。

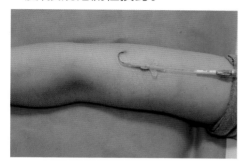

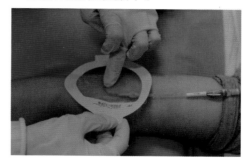

3. 无张力固定透明敷贴，先粘紧中心位置。

4. 由中心向四周抚平透明敷贴，沿管道边轻按以排尽气泡边撕除敷贴边衬。

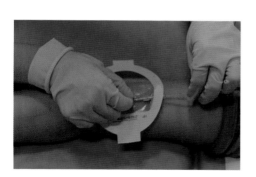

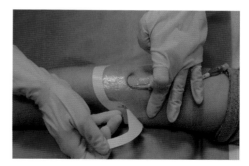

5. 准备一张无菌胶带,以蝶形交叉
   反折。

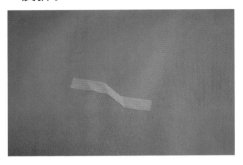

6. 将蝶形交叉胶带置于管道下方,与
   管道下方敷贴端平齐。

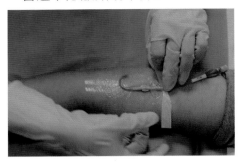

7. 将蝶形交叉胶带从下往上交叉固
   定导管。

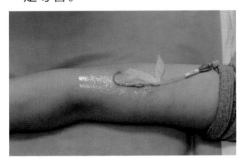

8. 将蝶形交叉胶带交叉固定于透明
   敷贴上。

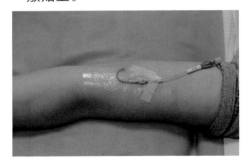

9A. 将置管日期、换药日期、工号写于
    胶带上,并以U形固定管道。

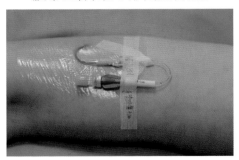

9B. 将置管日期、换药日期、工号写于
    伤口敷料上,并以U形固定管道。

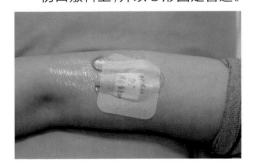

9C. 将置管日期、换药日期、工号写
　　 于弹性柔棉宽胶带上,并以U形
　　 固定管道。

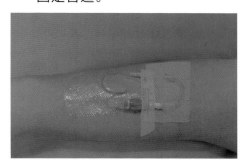

三、护理要点

（1）置管后24 h应进行第一次敷料更换,之后视敷料种类及敷贴使用情况决定更换频次:纱布覆盖者至少48 h更换一次,透明敷贴覆盖者至少每7 d更换一次。每次更换敷贴、接头时应测量臂围(肘横纹上10 cm)、填写维护记录单,更换时自下向上撕除敷贴,避免牵拉导管,造成导管移位或滑脱,禁止将胶布直接贴在导管上。

（2）输液接头每周更换,存在血液、污渍时立即更换,更换时用酒精棉片擦拭螺旋口15 s。

（3）管道无打折、扭曲、脱出或受压,以U形固定;皮肤完好,无管道压伤;穿刺点固定于敷贴中心,无红肿热痛及脓性分泌物。

（4）使用前先注入15 mL 0.9%生理盐水确保管道通畅,每次输液后用20 mL 0.9%生理盐水先以脉冲式冲管方法冲管,再用肝素水正压封管(10~100 u/mL肝素水)。

（5）冲、封管禁止使用20 mL以下注射器。

（6）PICC常规每8 h冲管,持续输液者每12 h冲管,输注黏稠度高或分子量大的物质(脂肪乳、血制品)时,前后均要冲管,用微量泵输注时速度不能低于60滴/min,硅胶导管严禁高压给药,严禁在穿刺处测血压。

（7）置管侧肢体正常，无疼痛、肿胀、皮温升高、肤色改变、侧肢静脉扩张等，置管前后臂围无明显差异。

（8）PICC拔管后，局部用敷贴封住伤口3d。

四、管道意外滑脱应急预案

（1）未完全脱出时，不可将管道重新送入，立即汇报医生，观察导管刻度，必要时摄片进行导管末端定位。

（2）脱出血管外时，测量导管长度，观察导管有无损伤或断裂；评估穿刺部位是否有血肿及渗血，用无菌棉签压迫穿刺部位，直到完全止血；消毒穿刺点，用无菌敷贴覆盖；评估渗出液性状、量；根据需要重新置管。

（3）导管断裂时，如为体外部分断裂，可修复导管或拔管；如为体内部分断裂，立即汇报医生并用止血带扎于上臂；如导管尖端已漂移置心室，应制动患者，协助医生摄片确定导管位置，以介入手术取出导管。

（4）按照护理不良事件上报。

参 考 文 献

[1] 涂伟妹,王丽,林雪琴,等.PICC导管三种封管方法的临床比较[J].实用临床医学,2009,10(12):87-88.

[2] 中华护理学会静脉输液治疗专业委员会.临床静脉导管维护操作专家共识[J].中华护理杂志,2019,54(9):1334-1342.

[3] 王晓燕.PICC日常维护的研究进展[J].护理实践与研究,2011(23):117-119.

第九节
双腔静脉导管（血透用）护理规范

双腔静脉导管（血透用）一般经颈内静脉、股静脉置管，为用于血液净化治疗的双腔导管。

一、作　　用

用于血液净化治疗。

二、固定规范

1. 固定要求

密闭、保持无菌屏障，牢固、舒适、美观，导管无滑脱、移位。

2. 固定流程

（1）评估：评估患者意识、病情、活动能力、合作程度，导管穿刺点及局部皮肤，导管外露刻度，敷贴情况，换药日期，置管日期。

（2）护士准备：护士着装整齐、洗手、戴口罩。

（3）物品准备：导管维护专用换药包或换药盒（含无菌棉球、无菌换药镊、治疗巾、无菌手套、10 cm×12 cm透明敷贴、皮肤消毒剂）、手消毒剂、导管标志、弹性棉柔宽胶带。必要时备无菌小纱布或纱布敷贴。

（4）具体流程：

股静脉置管固定流程

1. 确认股静脉置管在位,检查导管刻度,按照深静脉置管维护规范换药。

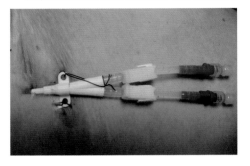

2. 将 10 cm×12 cm 透明敷贴以穿刺点为中心固定。

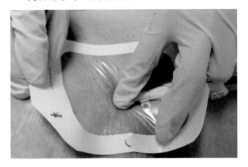

3. 将导管塑形。

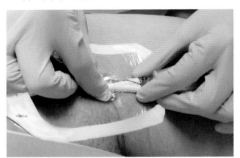

4. 由内向外抚平透明敷贴,撕除边衬。

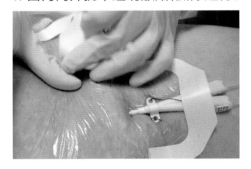

5. 在胶带上注明穿刺日期、换药日期、时间及工号。

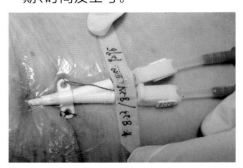

6. 检查动静脉导管夹是否夹闭。

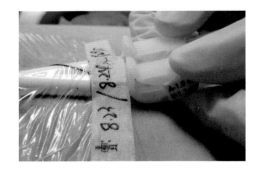

7. 打开无菌纱布并垫于管道下方。

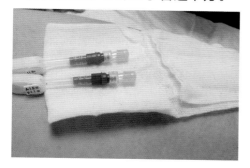

8. 以无菌纱布完全包裹管道末端。

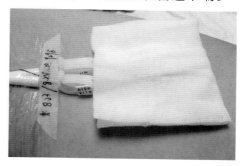

9. 以无菌纱布包裹动静脉导管。

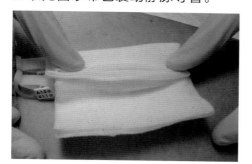

10. 以胶布缠绕固定纱布。

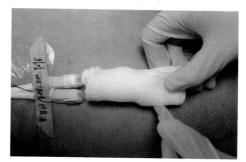

11. 用胶布以高举平台法固定导管。

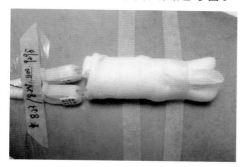

三、护理要点

（1）妥善固定，每班交接导管刻度固定情况，发现敷料松动及时更换。

（2）保持管道通畅，避免受压、打折；上机前测试导管内血流，用20 mL一次性注射器分别抽吸导管内血液,6 s血液充满注射器,视为导管通畅、血流量饱满。

（3）正确封管。

（4）严格执行无菌操作,观察穿刺点有无红肿、脓点,监测患者体温,发现异常及时汇报医生。

（5）拔管后遵医嘱留取标本送检,按压至不出血,以无菌敷料覆盖,次日无异常揭除敷料。

四、管道意外滑脱应急预案

（1）发现导管滑脱,应立即压迫穿刺点,防止出血及空气栓塞。

（2）观察局部有无血肿及患者呼吸情况。患者如有呼吸困难,予头低足高左侧卧位,并立即汇报医生。

（3）严格消毒穿刺部位。

（4）检查静脉导管是否完整,如有断裂,应紧急床边摄片,确定导管位置,汇报医生予进一步处理。

（5）如部分脱出,且抽回血畅、无局部肿胀者,严格消毒后重新固定。

（6）对于清醒患者,做好心理护理,交代注意事项。

（7）按照护理不良事件上报。

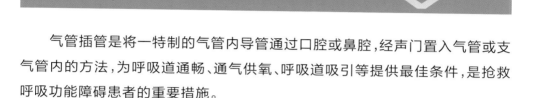

第十节
气管插管护理规范

气管插管是将一特制的气管内导管通过口腔或鼻腔,经声门置入气管或支气管内的方法,为呼吸道通畅、通气供氧、呼吸道吸引等提供最佳条件,是抢救呼吸功能障碍患者的重要措施。

一、作　　用

（1）建立人工气道,保证有效呼吸和行呼吸机辅助通气。

（2）清除气管、支气管所致误吸窒息的危险。

（3）气管内给药。

二、固定规范

1. 固定要求

牢固、舒适、美观;导管无滑脱、移位且便于吸痰及口腔护理;双人操作,其中一名护士固定管道。

2. 固定流程

（1）评估:评估患者意识、病情、合作程度,气管导管插入深度及导管型号。

（2）护士准备:护士着装整齐、洗手、戴口罩。

（3）物品准备:无菌手套、固定布胶带、手消毒剂、牙垫、绳子、导管标志,必要时备皮肤保护剂。

（4）具体流程:

经口气管插管固定流程

1. 置入气管插管及牙垫(可使用去除乳头的5 mL注射器),检查置入刻度。

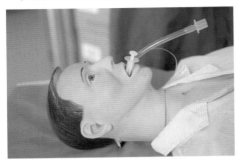

2. 取两条15~20 cm的管道固定胶布,由中央撕分成"Y"型,余下4~5 cm。

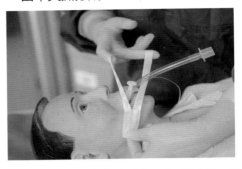

3. 清洁面颊皮肤,将胶布未撕开部分固定在右侧面颊上,指压固定好的胶布。

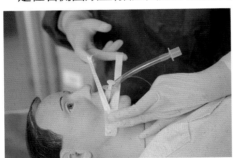

4. 将开衩的胶布上部一条固定在患者上唇部位。

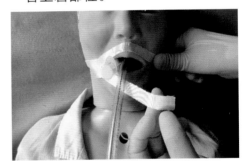

5. 将开衩的胶布下部一条靠近患者唇部处对折。

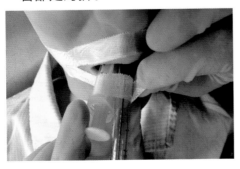

6. 将下部一条胶布螺旋缠绕在气管插管上。

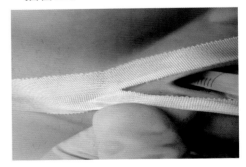

7. 将胶带末端反折 0.3 cm，便于撕除。

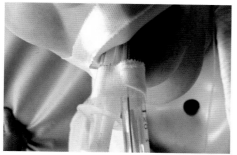

8. 取另一根固定胶带，未撕开部分先固定在患者左侧面颊上。

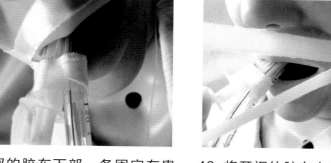

9. 将开衩的胶布下部一条固定在患者下唇部位。

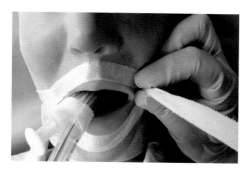

10. 将开衩的胶布上部一条靠近患者唇部处对折后同法缠绕在气管插管上。

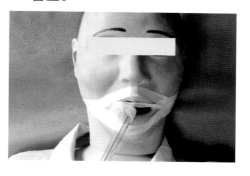

11. 将固定绳以双结固定插管后，沿耳上绕头部一圈打结（松紧度可容一指为宜）。

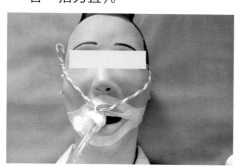

12. 粘贴标志于气囊与充气连接管上。

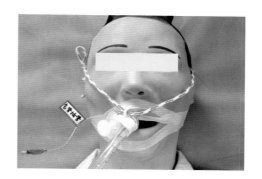

53

13. 检查导管固定情况,确保牢固,测气囊压力,应维持在 25~30 cmH$_2$O。

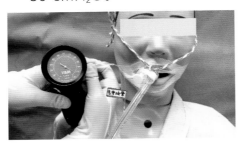

三、护理要点

（1）正确固定气管插管,减轻局部的压迫损伤,需要定时检查及时更换固定胶布或固定带,对使用胶布固定导管患者,注意保护其面部皮肤。

（2）严密观察导管固定情况,每班记录导管深度,及时发现导管移位。

（3）如无禁忌,床头抬高 30~45°。

（4）做好吸入气体温湿化。

（5）保持导管通畅,及时有效吸痰,观察痰液颜色、性状、量,严格遵守无菌操作。

（6）定期监测气囊压力,及时调整,维持在 25~30 cmH$_2$O。

（7）保持口腔清洁,每 6~8 h 行口腔护理。

（8）向患者及家属宣教管道的重要性及注意事项。

（9）患者意识不清、沟通障碍、烦躁不安等有拔管倾向时,予适当镇静及约束。

（10）拔除气管插管后,密切观察患者有无喉头水肿、喉痉挛等并发症。

四、管道意外滑脱应急预案

（1）立即吸净口鼻腔分泌物,汇报医生。

（2）予以吸氧或面罩加压吸氧,观察患者呼吸情况。

（3）对于有自主呼吸的患者,严密观察患者呼吸情况,立即检查患者的声门、口咽部有无意外损伤、出血及口咽部有无滞留等情况,保证呼吸道通畅。

（4）遵医嘱予以用药减轻喉头水肿。

（5）对于无自主呼吸的患者,及时备齐插管用物再次插管。

（6）严密监测患者生命体征变化。

（7）对于清醒患者,做好心理护理,交代注意事项。

（8）按照护理不良事件上报。

参 考 文 献

[1]　张波,桂莉.急危重症护理学[M].北京:人民卫生出版社,2012:280.

[2]　黄坤秀.气管插管护理在预防呼吸机相关性肺炎中的研究进展[J].当代护士(专科版),2010(12):8-10.

[3]　廖月荣,梁金梅,罗碧华.气管插管后的临床护理研究进展[J].中外医学研究,2013(9):150-151.

[4]　高立红.ICU气管插管病人的护理进展[J].中华现代护理杂志,2009,15(20):1992-1995.

第十一节
气管切开导管护理规范

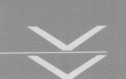

气管切开导管指经由切开颈段气管放入的金属气管套管或硅胶套管,可解除喉源性呼吸困难、呼吸功能失常或下呼吸道分泌物潴留所致呼吸困难。

一、作　　用

(1)配合口腔、咽、喉等部位的手术,术前行气管切开以避免血液向下流入呼吸道而阻塞呼吸道。

(2)出现呼吸道梗阻时行抢救性气管切开。

(3)行预防性气管切开以减少呼吸道并发症,如阻塞性睡眠呼吸暂停综合征。

(4)对于昏迷、无自主呼吸或长期需使用呼吸机的患者行治疗性气管切开。

二、固定规范

1. 固定要求

固定带松紧适宜,固定带和皮肤之间以能伸进一指为宜。双人操作,其中一名护士固定管道。

2. 固定流程

(1)评估:评估患者意识、病情、合作程度、呼吸、血氧饱和度、痰液性状;气管切开伤口有无渗血、红肿。

（2）护士准备：护士着装整齐、洗手、戴口罩。

（3）物品准备：灭菌开口气切纱布、无菌手套、固定绳、剪刀、导管标志、皮肤消毒剂、手消毒剂。

（4）具体流程：

气管切开管固定流程

1. 置入气管切开管，按规范换药。

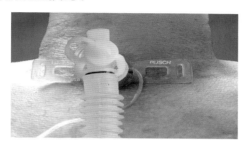

2. 准备一块无菌剪口纱布或一张无粘胶泡沫敷贴。

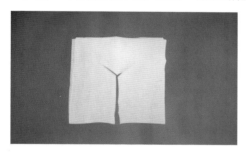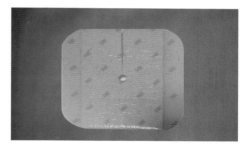

3. 以无菌剪口纱布或无粘胶泡沫敷贴覆盖管口皮肤。

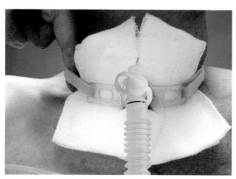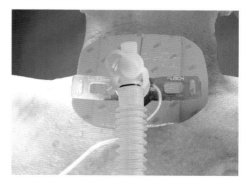

4. 准备一条颈部固定带(以下三种根据实际情况选择)。

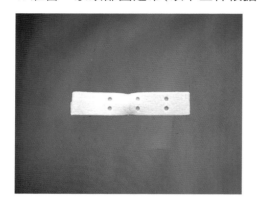
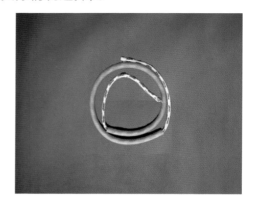

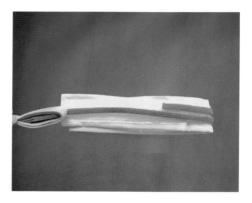

5. 固定带两端分别穿过套管两侧翼孔后固定,松紧以可容纳一指为宜。

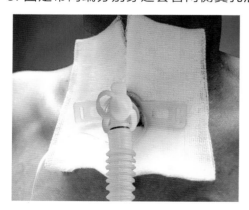
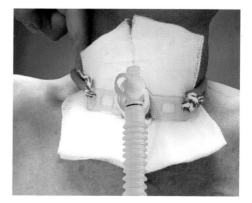

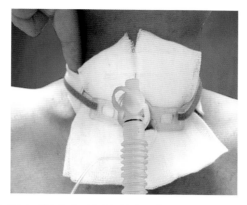

6. 将管路标志粘贴于气囊充气连接管近端,测气囊压力,使其保持在25~
　　30 cmH$_2$O。

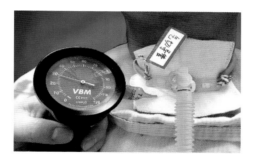

三、护理要点

（1）气管切开导管固定在位、居中,无移位,无痰痂、血痂,固定系带打死
结、干净整洁、松紧合适,以能容纳一指为宜。

（2）每班检查套管系带松紧度,妥善固定,防止脱出,注意观察系带下皮肤情况。

（3）如无禁忌,床头抬高30°~45°。

（4）做好吸入气体温湿化。

（5）保持导管通畅,及时有效吸痰,观察痰液颜色、性状、量,严格遵守无菌
操作。

（6）定期监测气囊压力,及时调整,维持在25~30 cmH$_2$O。

（7）向患者及家属宣教管道的重要性及注意事项。

（8）观察有无并发症发生，如出血、皮下气肿、气胸、感染等。

（9）切口无菌敷料每日更换1~2次，渗液多时及时更换。

四、管道意外滑脱应急预案

（1）立即吸净口鼻腔分泌物，汇报医生。

（2）对于有自主呼吸的患者，予以吸氧或面罩加压给氧；对于无自主呼吸患者，以面罩呼吸囊辅助通气，同时观察患者呼吸情况。

（3）立即准备好置管所需物品，重新置管。

（4）必要时行环甲膜穿刺。

（5）严密监测患者生命体征变化。

（6）对于清醒患者，做好心理护理，交代注意事项。

（7）按照护理不良事件上报。

参 考 文 献

［1］　张波,桂莉.急危重症护理学［M］.北京:人民卫生出版社,2012:280.

［2］　冯婷.气管切开气道管理的护理进展［J］.华夏医学,2015(2):153-157.

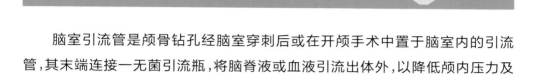

第十二节
脑室引流管护理规范

脑室引流管是颅骨钻孔经脑室穿刺后或在开颅手术中置于脑室内的引流管,其末端连接一无菌引流瓶,将脑脊液或血液引流出体外,以降低颅内压力及动态观察脑脊液量、性状等。

一、作　　用

（1）抢救因脑脊液循环通路受阻所致的颅内压高压危急状态者。

（2）自引流管注入造影剂进行脑室系统的检查,或注入抗生素控制感染。

（3）脑室内手术后放置引流管,引流脑脊液。

（4）引流术后早期控制颅内压。

二、固定规范

1. 固定要求

牢固、舒适、美观,保持引流通畅。引流瓶须高于侧脑室平面10~15 cm,引流管和引流瓶接头处以无菌纱布包裹。引流管伤口以缝合固定,敷料外部以网状头套固定。

2. 固定流程

（1）评估:评估患者意识、病情、活动能力、合作程度;检查导管缝线是否牢固。

（2）准备:护士着装整齐、洗手、戴口罩。

（3）物品:无菌手套、灭菌纱布敷料、手消毒剂、导管标志、弹力绷带。

（4）具体流程：

脑室引流管固定流程

1. 引流管出口伤口处以敷料或无菌纱布覆盖，以网状头套固定。

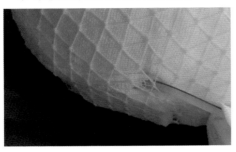

2. 以无菌纱布包裹引流管出口三通处。

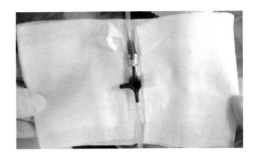

3. 将纱布对折，以胶布包裹固定。

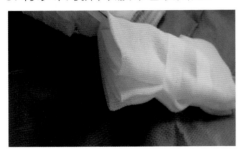

4. 将标签粘贴于引流管出口约2 cm处。

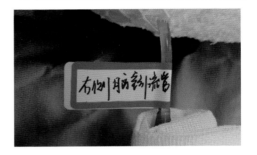

5. 以弹力绷带固定管道并环绕头部一周，脑室引流管引流瓶须高于脑平面15 cm。

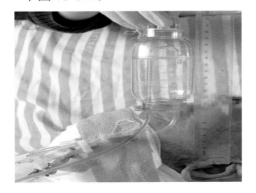

三、护理要点

（1）妥善固定引流管及引流瓶(袋)，使引流管开口高于侧脑室平面10~15 cm，以维持正常的颅内压。

（2）控制引流速度和量，引流不可过快，每天引流量以不超过500 mL为宜，颅内感染者可适当增多(脑外科医生有特殊要求者遵医嘱)。

（3）保持有效引流，引流管不可受压和折叠;适当限制患者头部活动范围，活动及翻身时避免牵拉引流管。注意观察引流管是否通畅:若引流管内不断有脑脊液流出以及管内液面随患者呼吸、脉搏等上下波动表明引流管通畅。

（4）观察并记录脑脊液的颜色、量、性状，正常脑脊液应为无色透明，无沉淀。

（5）严格执行无菌操作，保持整个装置处于无菌状态，切口敷料整洁干燥，无渗血、渗液，局部无肿胀、发红等炎症反应;更换引流袋时先夹闭引流管，防止空气进入或脑脊液流入颅内。

（6）向患者及家属宣教管道的重要性及注意事项。

（7）脑室引流管放置一般不超过7 d，拔管前行头颅CT检查，并试行抬高引流瓶(袋)或夹闭引流管24 h，拔管后注意观察切口处敷料渗液情况。

四、管道意外滑脱应急预案

（1）立即用敷料覆盖引流管伤口，汇报医生。

（2）协助医生处理伤口，评估患者生命体征。

（3）记录脑室引流管滑脱原因、时间并在护理记录中体现。

（4）按照护理不良事件上报。

参 考 文 献

[1]　李乐之,路潜.外科护理学[M].北京:人民卫生出版社,2012:202.

第十三节
硬膜外、硬膜下引流管
护理规范

硬膜外引流管指行开颅手术时,在硬膜外放置的引流管,以引流残留血液。

硬膜下引流管指行开颅手术时,在硬膜下放置的引流管,以引流颅内的血肿或积液、积气。

一、作   用

颅脑手术后,引流硬膜下或脑膜外残留血液。

二、固定规范

1. 固定要求

牢固、舒适、美观,保持引流通畅;引流管伤口以缝合固定,敷料外部网状头套固定。

2. 固定流程

(1)评估:评估患者意识、病情、活动能力、合作程度,检查导管刻度,导管缝线是否牢固。

(2)护士准备:护士着装整齐、洗手、戴口罩。

(3)物品准备:无菌手套、灭菌纱布敷料、弹性柔棉宽胶带、手消毒剂、导管标志、弹力绷带。

(4)具体流程:

硬膜下、硬膜外引流管固定流程

1. 留置硬膜外（下）引流管，按规范流程换药。

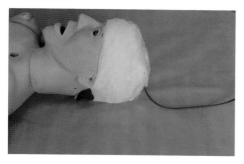

2. 撕开大"I"字形弹性棉柔宽胶带中间离型纸。

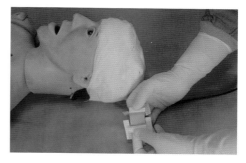

3. 将管道以高举平台法固定于头部敷料上。

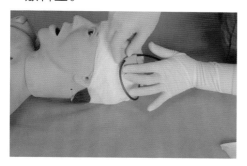

4. 固定好弹性棉柔宽胶带的两端，抚平宽胶带的边缘。

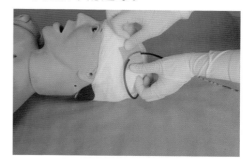

5. 以弹力绷带固定管道及敷料并环绕头部一周。

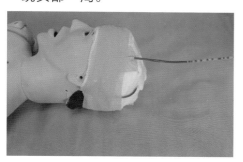

6. 在导管标志上注明管道名称、置管日期、工号。

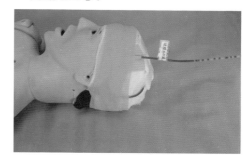

三、护理要点

（1）术后取平卧位或头低脚高患侧卧位，以便充分引流，引流瓶低于创腔30 cm，妥善固定引流管。

（2）保持引流管通畅，观察、记录引流液的颜色、性质及量。

（3）密切观察引流管入口周围敷料，如有异常、潮湿、渗血须及时更换。

（4）更换引流袋时，须严格执行无菌操作，先夹闭引流管，用碘伏消毒引流管口。

（5）向患者及家属宣教管道的重要性及注意事项。

（6）对躁动患者应加强固定和保护，适当约束上肢，适当限制头部活动范围，避免牵拉；更换体位时，须夹闭引流管，防止引流管脱落及气体进入；勿使引流管扭曲、受压。

（7）术后不使用强力脱水剂，不严格限制水分摄入，以免颅内压过低影响脑膨出。

（8）手术后3日左右行CT检查，证实血肿消除后拔管，拔管后48 h内注意有无颅内压增高表现。

四、管道意外滑脱应急预案

（1）立即用敷料覆盖引流管伤口，汇报医生。

（2）协助医生处理伤口，评估患者生命体征。

（3）记录引流管滑脱原因、时间并在护理记录中体现。

（4）按照护理不良事件上报。

参 考 文 献

［1］ 李乐之，路潜.外科护理学［M］.北京：人民卫生出版社，2012：202.

［2］ 程丽萍.慢性硬膜下血肿术后颅内引流管的护理［J］.实用临床医学，2012，13（6）：126.

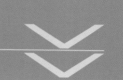

第十四节
腰大池引流管护理规范

腰大池引流管是指应用腰椎穿刺的方法向椎管蛛网膜下腔置入的引流管，以引流脑脊液。

一、作　　用

（1）引流脑脊液，缓解脑血管痉挛。

（2）鞘内注射抗生素，治疗颅内感染。

二、固定规范

1. 固定要求

牢固、舒适、美观，保持引流通畅。管道塑形及固定以透明敷贴实现。

2. 固定流程

（1）评估：评估患者意识、病情、活动能力、合作程度，伤口敷料有无渗血渗液，管道刻度，局部皮肤情况。

（2）护士准备：护士着装整齐、洗手、戴口罩。

（3）物品准备：无菌手套、10 cm×12 cm透明敷贴、水胶体透明敷料、手消毒剂、导管标志。

（4）具体流程：

腰大池引流管固定流程

1. 确认腰大池引流管在位,按规范流程换药。

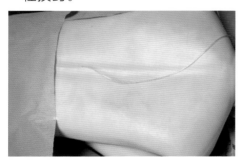

2. 将10 cm×12 cm透明敷贴中心对准穿刺点,无张力固定。

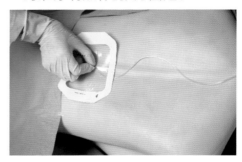

3. 先粘紧中心,再沿管道轻按透明敷贴塑形。

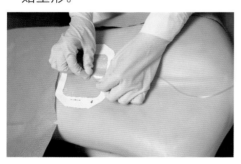

4. 用指腹将透明敷贴由中心向四周抚平,排尽气泡。

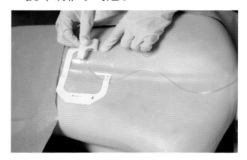

5. 清洁皮肤,待干,以水胶体敷料粘贴于背部皮肤,防止受压。

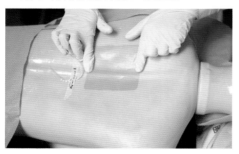

6. 将腰大池引流管顺管道走向盘曲于水胶体敷料上。

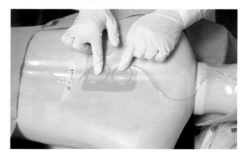

7. 取另一张透明敷贴将盘曲处管道粘贴于水胶体敷料上。

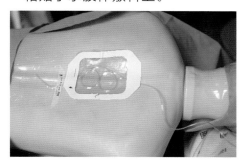

8. 将腰大池引流管妥善固定。

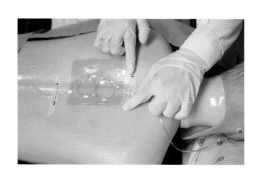

9. 将管道自一侧肩下引出,粘贴导管标志于出口 2 cm 处。

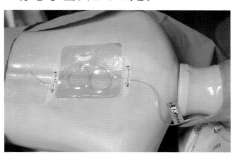

三、护理要点

（1）患者置管成功后取平卧位 6 h,引流管沿脊柱侧向头部方向延长固定,从肩侧伸出固定于床旁,一般高于穿刺部位 10 cm;可根据引流量和患者体位,调整引流管的高度,使颅内压维持在正常水平。

（2）搬动患者时先夹闭管道,安置好后再打开;防止管道扭曲、打折,对烦躁不安的患者,应给予适当的镇静或约束,以免引流管被牵拉移位及拔除。

（3）正常情况下成人脑脊液产生速度为 0.35 mL/min,量为 500 mL/d。保持腰大池引流 24 h 匀速。根据病情严格控制流速（2~4 滴/min）和引流量（12 mL/h 或 150~320 mL/d）。

（4）严密观察并记录引流液的颜色、性状及量，正常脑脊液无色、透明，无沉淀。

（5）向患者及家属宣教管道的重要性及注意事项。

（6）拔管前试行夹闭引流管24~48 h，观察患者有无意识障碍加重、瞳孔异常、头痛、呕吐等颅内压增高症状，及时汇报医生。拔管后应注意观察切口处有无脑脊液漏出。

四、管道意外滑脱应急预案

（1）立即用敷料覆盖引流管伤口，汇报医生。

（2）协助医生处理伤口，评估患者生命体征。

（3）记录腰大池引流管滑脱原因、时间并在护理记录中体现。

（4）按照护理不良事件上报。

参 考 文 献

[1]　纪玲,杨丽平.腰池引流管联合双侧脑室外持续引流管治疗颅内感染病人的护理[J].全科护理,2012,10(31):2900.

[2]　段彦霞.腰大池引流管的整体护理体会[J].河南外科学杂志,2018,24(2):166-167.

[3]　吴小英,刘静静.腰大池外引流术治疗开颅去骨瓣减压术后硬膜下积液的护理[J].当代护士,2020,27(7):40-41.

[4]　蔡勇,钟兴明,汪一棋,等.流量控制在持续腰大池引流脑脊液中的应用分析[J].浙江创伤外科,2015(1):55-56.

第十五节
胸腔闭式引流管护理规范

胸腔闭式引流管置管是将引流管一端放入胸腔内,另一端接入比其位置低的水封瓶,以便排出气体或收集胸腔内的液体。

一、作　　用

（1）排出胸腔内积气、积液、积血。

（2）促进肺复张、胸膜腔闭合,平衡压力。

（3）预防纵膈移位及肺受压。

二、固定规范

1. 固定要求

密闭、牢固、舒适、美观,保持引流通畅,水封瓶置于患者胸部水平以下60~80 cm。

2. 固定流程

（1）评估:评估患者意识、病情、合作程度,胸引管刻度及局部皮肤,缝线是否牢固,伤口敷料有无渗血、渗液。

（2）护士准备:护士着装整齐、洗手、戴口罩。

（3）物品准备:皮肤消毒剂、无菌手套、灭菌开口敷料或灭菌开口纱布、弹性柔棉宽胶带、手消毒剂、导管标志,必要时备皮肤保护剂(清洁皮肤后使用),床边另备夹管钳2把。

（4）具体流程:

胸腔闭式引流管固定流程

1. 准备一张圆口3M伤口敷料。

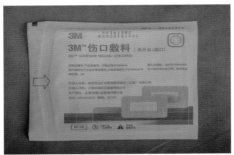

2. 为患者置入胸引管,按规范流程换药。

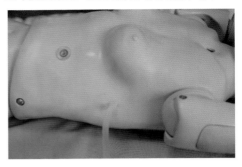

3. 将伤口敷料剪口端向上粘贴于置管处皮肤。

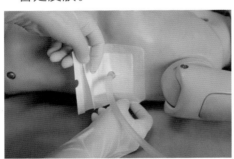

4. 粘贴好伤口敷料。

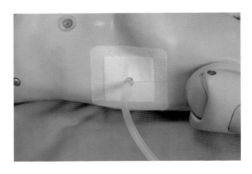

5. 清洁皮肤,待干,将螺旋式固定贴未剪开部分粘贴于胸引管上端皮肤上。

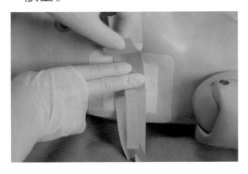

6. 将固定贴剪开部分左右两条固定于胸引管下端皮肤及伤口敷料处。

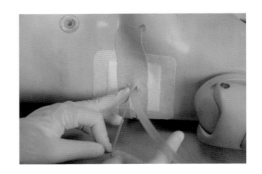

7. 将固定贴剪开部分中间一条由管道出口螺旋向下包裹管道,末端两侧均反折0.3 cm。

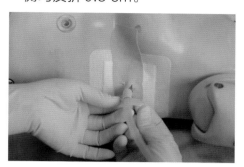

8. 检查胸引管妥善固定情况。

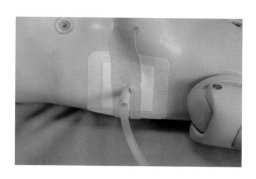

9. 同法将另一张螺旋固定贴从胸引管下端粘贴于第一张固定贴上。

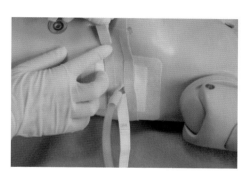

10. 第二张固定贴剪开部分中间一条由管道出口螺旋向上包裹固定管道。

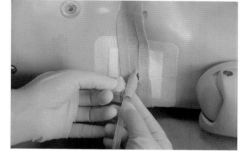

11. 准备一张大"I"字形弹性柔棉宽胶带,撕开中间离型纸。

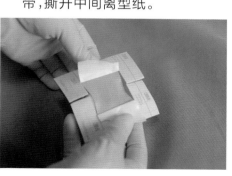

12. 以高举平台法二次固定管道于导管出口15 cm处。

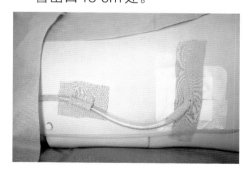

13. 将胸引管标志粘贴于患者胸引管
　　出口10~15 cm处。

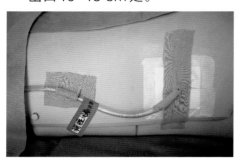

三、护理要点

（1）给予患者床头抬高或半坐卧位,经常变化患者体位,以保持引流管有效引流。

（2）保证引流系统的密闭性,水封瓶内的长管应没入水中3~4 cm,并始终保持直立,所有接头应紧密连接,水封瓶应置于患者胸部水平以下60~80 cm。

（3）搬运患者时先用两把血管钳双重夹住引流管,再把引流瓶放在床上,搬运结束后先将引流管放置于低于胸腔位置,再松开血管钳。

（4）定时挤压引流管,观察引流液的量、颜色及性状。

（5）观察切口局部有无肿胀、潮红等炎症反应,引流管周围皮肤有无皮下气肿,敷料有无渗血、渗液。

（6）留置引流管期间,对于清醒患者鼓励其咳嗽和深呼吸,促进肺扩张和胸膜腔内气液体排出。

（7）拔管前先摄片证实肺已完全复张,24 h内引流少于50 mL,无气体引出,患者无呼吸困难、气促,拔管时先挤压引流管,嘱患者深吸一口气并屏住,在屏气时拔管,拔管后立即用无菌纱布覆盖伤口。

（8）拔管后应确保引流管口周围皮肤及伤口生长良好,无炎症反应或皮下气肿等症状,敷料整洁,无渗血、渗液。

四、管道意外滑脱应急预案

（1）胸引管从胸腔滑脱，应立即用手捏闭伤口处皮肤，消毒处理后用凡士林纱布封闭伤口，协助医生进一步处理。

（2）引流管连接处破损或胸引瓶被打破，应立即用双钳夹闭胸腔导管或立即将胸腔侧引流管反折，再以无菌操作更换整个装置。

（3）观察患者生命体征，尤其是呼吸，及时汇报医生。

（4）对于清醒患者，做好心理护理，交代注意事项。

（5）对于烦躁患者，适当加以约束。

（6）按照护理不良事件上报。

参 考 文 献

［1］ 吕芳芳，殷静静，杨丽娟.肺切除术后胸腔引流管管理的最佳证据总结［J］.中华护理杂志，2020，55（5）：773-779.

［2］ 王栩轶，张媛，霍兰兰，等.289例开胸术后患者胸腔闭式引流管感染预防的管理［J］.中华医院感染学杂志，2012，22（21）：4764-4765.

［3］ 吴秀领.成人剖胸术后胸腔闭式引流管的护理［J］.护士进修杂志，2003（5）：469-470.

［4］ 邬笔玉，张海儿.多根多处肋骨骨折患者行胸腔闭式引流的整体护理［J］.中国实用护理杂志，2012（21）：38-39.

第十六节
胸腔引流管护理规范

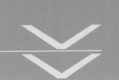

胸腔穿刺后放置胸腔引流管用于引流胸腔积液、排气、减轻压迫症状或向胸腔内注射药物。

一、作 用

（1）引流胸腔积液、留取标本。

（2）治疗气胸。

（3）胸腔注射药物、脓胸抽脓及灌洗治疗。

二、固定规范

1. 固定要求

牢固、舒适、美观，保持引流通畅，引流管伤口处缝合固定。

2. 固定流程

（1）评估：评估患者意识、病情、合作程度，导管缝线是否牢固及管口周围皮肤情况。

（2）护士准备：护士着装整齐、洗手、戴口罩。

（3）物品准备：皮肤消毒剂、无菌手套、10 cm×12 cm透明敷贴、弹性柔棉宽胶带、手消毒剂、导管标志，必要时备无菌小纱布或纱布敷贴。

（4）具体流程：

胸腔引流管固定流程

1. 为患者置入胸腔引流管,检查导管刻度,按规范流程换药。

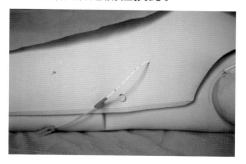

2. 将 10 cm×12 cm 透明敷贴以穿刺点为中心固定敷贴,管道塑形。

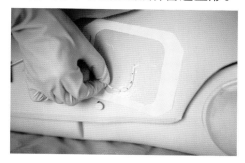

3. 用指腹将透明敷贴由中心向四周抚平,排尽气泡,撕掉敷贴边衬。

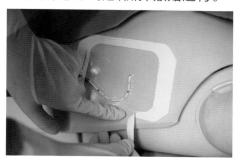

4. 将导管自然弯曲并固定。

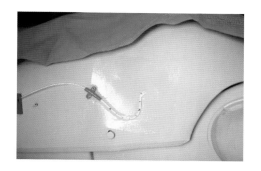

5. 填写置管日期、换药日期、工号。

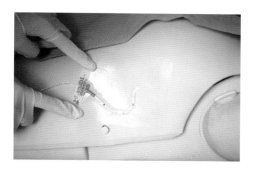

6. 准备一张大"I"字形弹性柔棉宽胶带,撕开中间离型纸。

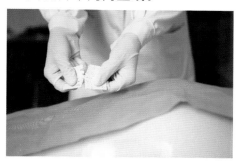

7. 清洁皮肤,待干,以大"I"字形弹性柔棉宽胶带进行第二道固定。

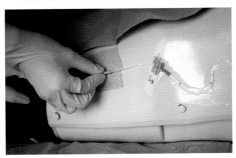

8. 将胸引管标志粘贴于患者胸引管出口10~15 cm处。

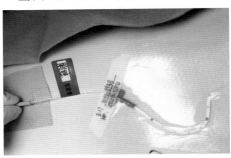

三、护理要点

(1) 一次放液、抽气均不能过多过快,首次不超过600 mL,以后每次不超过1 000 mL。

(2) 患者留置胸引管后以平卧位、半卧位休息,24 h内避免剧烈咳嗽,防止出血。

(3) 观察穿刺点有无渗血或渗液。

四、管道意外滑脱应急预案

(1) 发现胸引管脱出,应立即用手捏闭伤口处皮肤,消毒处理后,以凡士林纱布封闭伤口。

(2) 安抚患者并取合适体位。

(3) 立即汇报医生,评估患者生命体征。

(4) 按照护理不良事件上报。

参 考 文 献

[1]　高乾琴,楼青青.深静脉留置管作胸腔闭式引流的护理[J].中华护理杂志,2001(4):35-36.

［2］　廖梅兰,胡小萍.中心静脉导管在胸腔闭式引流中的应用[J].实用护理杂志,2003(2):20-21.

［3］　柳威,吴怀球,张卫东,等.中心静脉导管胸腔闭式引流治疗自发性气胸的疗效观察[J].实用医学杂志,2013,29(10):1624-1625.

［4］　周玉珠,王玉莲.中心静脉导管用于胸腔闭式引流的护理[J].护士进修杂志,2004(2):188-189.

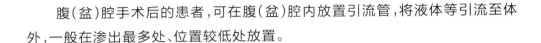

第十七节
腹(盆)腔引流管护理规范

腹(盆)腔手术后的患者,可在腹(盆)腔内放置引流管,将液体等引流至体外,一般在渗出最多处、位置较低处放置。

一、作　　用

引流吻合口处或腹(盆)腔内积液,预防腹(盆)腔内感染。

二、固定规范

1.固定要求

牢固、舒适、美观,保持引流通畅。

2.固定流程

(1)评估:评估患者意识、病情、合作程度,手术方式,引流管位置,伤口情况。

(2)护士准备:护士着装整齐、洗手、戴口罩。

(3)物品准备:皮肤消毒剂、无菌手套、灭菌开口敷料或灭菌开口纱布、弹性柔棉宽胶带、手消毒剂、导管标志,必要时备皮肤保护剂。

(4)具体流程:

腹(盆)腔引流管固定流程

1. 准备一张圆口3M伤口敷料。

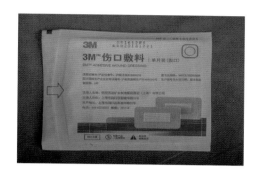

2. 为患者置入腹腔引流管,按规范流程换药。

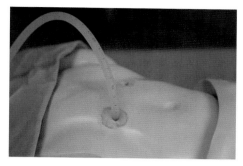

3. 将伤口敷料剪口端向上粘贴于置管处皮肤上。

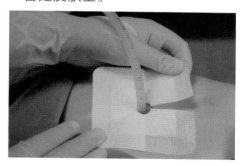

4. 粘贴好伤口敷料。

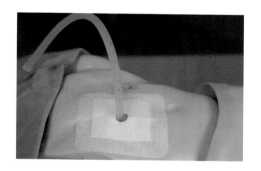

5. 将胶布主体固定于皮肤及敷料上,再将胶布两侧分支固定于皮肤及敷料上。

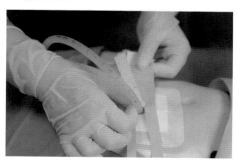

6. 将胶布中间侧支螺旋式固定贴于引流管上,末端反折0.3 cm。

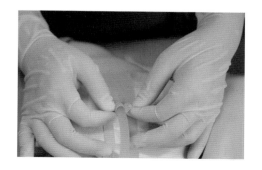

7. 同法,将第二个胶布主体固定于皮肤及敷料上,再将胶布两侧分支固定于皮肤及敷料上。

8. 将胶布中间侧支螺旋式固定贴于引流管上,末端反折0.3 cm。

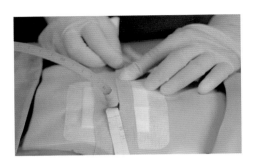

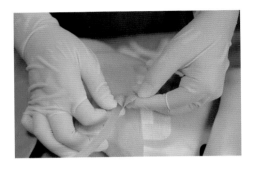

9. 准备一张大"I"字形弹性柔棉宽胶带,撕开中间离型纸。

10. 用大"I"字形胶带进行二次固定,将引流管标志粘贴于患者引流管出口10~15 cm处。

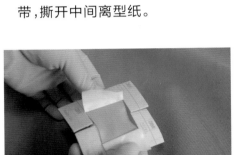

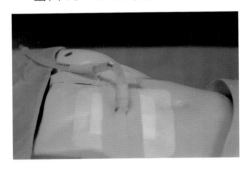

三、护理要点

（1）患者病情平稳时可取半卧位,避免管道扭曲、受压,保持引流管通畅。

（2）引流袋固定于低于引流管出口的位置,避免逆行感染。

（3）每班交接切口情况、引流管刻度、引流情况,保持伤口处敷料干燥整洁,无渗血、渗液,患者无腹痛、腹胀等不适主诉。

（4）更换床单或搬运患者时,先松开固定别针再操作。

（5）对于烦躁患者,给予适当约束。

四、管道意外滑脱应急预案

（1）立即用敷料覆盖引流管伤口，汇报医生。

（2）协助医生处理伤口，评估患者生命体征。

（3）安抚患者并取合适体位。

（4）记录腹腔引流管滑脱原因、时间并在护理记录中体现。

（5）按照护理不良事件上报。

参 考 文 献

[1]　詹丽丽,唐珂,吕亚.妇科腹腔引流管引流量观察方法的改进[J].护士进修杂志, 2007(15):1436.

[2]　宋洁,陈秀华,周驰燕.同种异体原位肝移植术后腹部引流管的观察和护理[J].护士 进修杂志,2008(4):377-378.

[3]　金英爱,孙丽娟.加强普通外科各种引流管护理预防手术部位感染[J].中华医院感染 学杂志,2012,22(24):5631.

第十八节
腹腔双套管护理规范

腹腔双套管包括内、外引流管,由外管和一插置在外管内的内管组成双套形式,外管头部的管壁上有冲洗液孔,外管尾端可连接引流瓶。

一、作　　用

（1）引流腹腔内的积血、积液。

（2）观察腹腔内有无活动性出血及胆瘘、胰瘘和肠瘘的发生。

（3）进行负压冲洗引流。

（4）局限消化道瘘并促进窦道形成。

二、固定规范

1. 固定要求

牢固、舒适、美观,保持引流通畅。

2. 固定流程

（1）评估:评估患者意识、病情、合作程度,手术方式,引流管位置,伤口情况。

（2）护士准备:护士着装整齐、洗手、戴口罩。

（3）物品准备:皮肤消毒剂、无菌手套、灭菌开口敷料或灭菌开口纱布、弹性柔棉宽胶带、手消毒剂、导管标志,必要时备皮肤保护剂。

（4）具体流程:固定流程同腹腔引流管。

84

三、护理要点

（1）观察引流液的颜色、性质及量。

（2）伤口敷料干燥、整洁，无渗血、渗液，伤口局部无肿胀、发红等炎症反应。

（3）患者病情平稳时可取半卧位或半坐卧位，以利于引流。

（4）负压引流的负压一般为0.02~0.04 MPa，根据引流液量、引流物的性状进行负压、冲洗速度的调整，一般每24 h的冲洗液总量为3 000~5 000 mL（40~50滴/min），不可过快或过慢。

（5）妥善固定引流管，保持各处连接紧密，避免扭曲、脱落。

四、管道意外滑脱应急预案

（1）立即用敷料覆盖引流管伤口，汇报医生。

（2）协助医生处理伤口，评估患者生命体征。

（3）安抚患者并取合适体位。

（4）按照护理不良事件上报。

参 考 文 献

[1]　倪元红,彭南海.腹腔冲洗与双套管负压引流的护理进展[J].实用临床医药杂志,2007(6):89-91.

[2]　杨书香,罗希芝,赵平凡.双套管灌洗治疗深部软组织脓肿的护理18例[J].实用护理杂志,2003,19(13):29.

[3]　朱小燕,刘琼玲,谢雪梅,等.腹部肿瘤患者术后双套管负压冲洗引流的观察及护理[J].中国实用护理杂志,2009(17):53-54.

第十九节
切口引流管护理规范

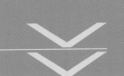

切口引流管指术后留置用于排出局部或体腔内的积液、积脓、积血的引流管。

一、作　　用

排出局部或体腔内的积液、积脓、积血,起到治疗和预防感染的作用。

二、固定规范

1. 固定要求

牢固、舒适、美观,保持引流通畅。

2. 固定流程

（1）评估：评估患者意识、病情、合作程度,手术方式,引流管位置,伤口情况。

（2）护士准备：护士着装整齐、洗手、戴口罩。

（3）物品准备：无菌手套、手消毒剂、导管标志、灭菌开口敷料或灭菌开口纱布、胶带、弹性柔棉宽胶带。

（4）具体流程：固定流程同腹腔引流管。

三、护理要点

（1）妥善固定，防止脱出。

（2）保持引流通畅，避免引流管打折、受压，如引流不畅及时汇报医生。

（3）定时挤压引流管，密切观察、准确记录引流液的颜色、性质及量。

（4）伤口敷料干燥、整洁，无渗血、渗液，伤口周围无肿胀、发红等炎症反应。

（5）向患者及家属宣教管道的重要性及注意事项。

（6）为达到预防目的而放置的引流管，一般术后24~48 h拔除；为达到治疗目的放置的引流管，应在引流液减少后逐步向外拔出，让窦道从底部向外逐渐愈合，防止遗留残腔。

四、管道意外滑脱应急预案

（1）立即用无菌纱布覆盖伤口，汇报医生。

（2）观察患者伤口和生命体征情况。

（3）协助医生处理伤口或重新置管。

（4）按照护理不良事件上报。

第二十节
T管护理规范

T管是指胆囊及胆道手术后放置在胆道中的引流管。胆总管探查或切开取石术后,在胆总管切开处放置T管引流,一端通向肝管,另一端通向十二指肠,右腹壁戳口穿出体外接引流袋。

一、作　　用

(1)术后支撑胆道,为胆道减压。

(2)预防术后胆漏、胆道狭窄。

(3)引流胆道残余结石。

二、固定规范

1. 固定要求

牢固、舒适、美观,保持引流通畅。

2. 固定流程

(1)评估:评估患者意识、病情、合作程度,导管缝线是否牢固,T管出口周围皮肤情况,T管引流液的颜色、性质及量。

(2)护士准备:护士着装整齐、洗手、戴口罩。

(3)物品准备:弹性柔棉宽胶带、手消毒剂、导管标志,必要时备皮肤保护剂(清洁皮肤后使用)。

(4)具体流程:固定流程同腹腔引流管。

88

三、护理要点

（1）妥善固定，引流袋应低于切口30 cm以上，以免引流液逆行造成感染。

（2）保证有效引流，患者床上体位变动或下床活动时，应防止引流管受压、扭曲、打折，严防脱落，引流正常胆汁为深黄色澄清液体，24 h引流量为500~1 000 mL。

（3）观察患者有无腹胀、黄疸及大便颜色情况。

（4）观察患者有无寒战、高热、腹痛、反射性腹肌紧张的情况。

（5）每日更换引流袋，更换时常规消毒接口。

（6）观察切口处皮肤有无肿胀、发红、疼痛等不适，如有胆汁侵蚀可用皮肤保护膜保护，伤口敷料外观整洁、干燥，无渗血、渗液。

（7）T管引流一般维持7~14 d，拔管前注意试夹管，从每日2~3 h延长至全天，T管造影显示胆道通畅后，开放1 d后拔管。

四、管道意外滑脱应急预案

（1）发现T管脱出，立即以无菌纱布覆盖伤口，安抚患者并取合适体位。

（2）立即汇报医生，评估患者生命体征。

（3）对患者或家属进行宣教。

（4）记录T管滑脱原因、时间并在护理记录中体现。

（5）按照护理不良事件上报。

参 考 文 献

[1]　郝文黔，丁宪群，杨媛媛．胆道手术后带T管病人的护理体会[J].护士进修杂志，2009，24(11)：1009-1010.

[2]　罗新斌．胆道术后T管引流的观察和护理体会[J].中国卫生产业，2014，11(2)：43-44.

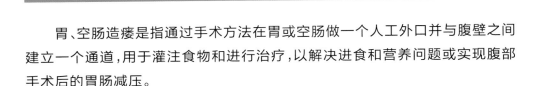

第二十一节
胃、空肠造瘘管护理规范

胃、空肠造瘘是指通过手术方法在胃或空肠做一个人工外口并与腹壁之间建立一个通道,用于灌注食物和进行治疗,以解决进食和营养问题或实现腹部手术后的胃肠减压。

一、作　　用

作为管饲饮食的途径以维持全身营养并实现胃肠减压。

二、固定规范

1. 固定要求

牢固、舒适、美观,保持引流通畅。

2. 固定流程

(1)评估:评估患者意识、病情、合作程度,导管缝线是否牢固及管口周围皮肤情况。

(2)护士准备:护士着装整齐、洗手、戴口罩。

(3)物品准备:皮肤消毒剂、无菌手套、灭菌纱布敷料或灭菌纱布、弹性柔棉宽胶带、手消毒剂、导管标志。

(4)具体流程:固定流程同腹腔引流管。

三、护理要点

（1）造瘘管妥善固定：造瘘管长短适宜，避免管道扭曲、受压或脱出，每班检查造瘘管安置的长度，每日更换固定造瘘管的胶布和纱布，每日输注完毕后用无菌纱布将造瘘管末端包裹并固定好。

（2）保持通畅：每次喂食前、后均须用少量温开水冲洗造瘘管以防止管道堵塞。

（3）营养液滴注要低浓度、小剂量，逐渐增加速度，喂食期间密切观察患者有无腹痛、腹泻、恶心、呕吐等症状。

（4）避免残渣堵塞管壁，温度维持在 38 ℃左右。

（5）敷料整洁、干燥，无渗血、渗液，造瘘口周围皮肤清洁、干燥，并在造口周围皮肤涂抹皮肤保护剂加以保护。

（6）注意执行无菌操作，防止胃肠道感染。

四、管道意外滑脱应急预案

（1）立即用敷料覆盖引流管伤口，汇报医生。

（2）安抚患者并取合适体位。

（3）协助医生处理伤口。

（4）协助医生重置引流管。

（5）检查胃、空肠造瘘管滑脱原因，按照护理不良事件上报。

参 考 文 献

[1]　陈亮.长期留置膀胱造瘘管常见问题的临床处理[J].临床医学,2013,33(3):6-7.

第二十二节
膀胱造瘘管护理规范

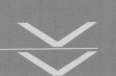

对于下尿路梗阻患者,由于年老体弱、合并严重心血管疾病或肾衰,不能耐受手术,姑息性行膀胱造瘘术,通过膀胱造瘘管引流尿液。

一、作　　用

用于解决以下问题:梗阻性膀胱排空障碍所致尿潴留,阴茎、尿道损伤,促进尿道整形手术或膀胱手术后尿路愈合。

二、固定规范

1. 固定要求

牢固、舒适、美观,保持引流通畅。

2. 固定流程

(1)评估:评估患者意识、病情、合作程度,导管缝线是否牢固及管口周围皮肤情况。

(2)护士准备:护士着装整齐、洗手、戴口罩。

(3)物品准备:皮肤消毒剂、无菌手套、灭菌纱布敷料或灭菌纱布、弹性柔棉宽胶带、手消毒剂、导管标志。

(4)具体流程:固定流程同腹腔引流管。

三、护理要点

（1）妥善固定,尤其是在术后10日内防止脱出。

（2）尿袋位置应始终低于膀胱,活动时防止牵拉,引流管无受压、扭曲、打折。

（3）观察瘘口处有无尿液渗漏,有无局部红肿、渗血、渗液,保持敷料整洁、干燥。

（4）保持通畅,留置造瘘管期间按医嘱行膀胱冲洗,防止堵管。

（5）观察引流液颜色、性状,有无出血、脓性分泌物或絮状物,及时汇报医生。

（6）一般常规放置10 d左右,拔管前做夹管试验,小便能自然通畅排出后1~2 d,未发生膀胱肌无力等便可拔管。

四、管道意外滑脱应急预案

（1）立即用敷料覆盖引流管伤口,汇报医生。

（2）安抚患者并取合适体位。

（3）协助医生处理伤口。

（4）协助医生重置引流管。

（5）记录膀胱造瘘管滑脱原因、时间并在护理记录中体现。

（6）按照护理不良事件上报。

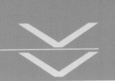

第二十三节
腹膜透析管护理规范

腹膜透析指利用腹膜作为半透膜,根据弥散对流和渗透超滤的原理,通过血浆与透析液中溶质的浓度梯度和渗透压梯度,清除机体内潴留的代谢废物和过多的水分,同时由透析液补充机体必需的物质。

一、作　　用

用于维持腹膜透析、交换腹透液,通过腹腔透析液不断地更换,以达到清除体内代谢产物、毒性物质及纠正水、电解质平衡紊乱的目的。

二、固定规范

1. 固定要求
牢固、舒适、美观、便于术后伤口愈合、透析通畅。

2. 固定流程
（1）评估:评估患者意识、病情、活动能力、合作程度,检查外出口有无红肿、分泌物,按压出口处和隧道时患者有无疼痛。

（2）护士准备:护士着装整齐、洗手、戴口罩。

（3）物品准备:皮肤消毒剂、0.9% 生理盐水、无菌手套、灭菌纱布敷料、手消毒剂、导管标志、腹透患者特制腰带。

（4）具体流程:

腹膜透析管固定流程

1. 确认腹膜透析管在位。

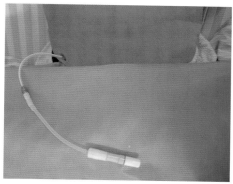

2. 使用腹透患者特制腰带,缠于腰间。

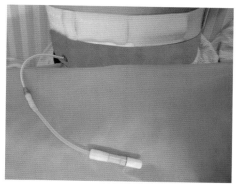

3. 将腹透外接短管固定于腰带固定带内。

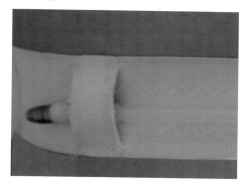

4. 妥善固定腹膜透析管。

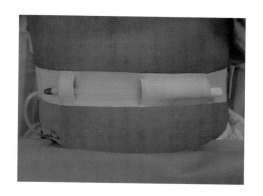

三、护理要点

(1)避免腹膜透析管扭曲、受压,保持引流通畅。

(2)妥善固定管道,每次透析结束后检查钛接头和碘伏帽连接是否紧密,防止滑脱。

(3)每班交接切口情况,引流管刻度,引流液颜色、性质及量;观察有无浑浊、血性引流液。

（4）观察导管有无阻塞、移位、引流不畅，若有则汇报医生及时处理。

（5）腹透液灌入高度与腹腔入口高度差在60 cm左右。

（6）伤口敷料干燥、整洁，无渗血、渗液，管道出口处皮肤干燥、清洁，无红肿、渗液、结痂或肉芽组织，周围无压痛。

四、管道意外滑脱应急预案

1. 外接短管滑脱

（1）立即用清洁敷料覆盖钛接头端后用透析夹夹闭管道。

（2）就近就诊，更换钛接头和外接短管。

（3）持续冲洗管道4~5次，以预防管道感染。

2. 碘伏帽脱落

（1）立即用透析夹夹闭管道。

（2）将外接短管浸泡于碘伏中30 min（对不方便立即就诊者）。

（3）就近就诊，更换外接短管。

（4）持续冲洗管道4~5次，以预防管道感染。

参 考 文 献

[1] 于银春,黄翠红,俞国庆.慢性肾功能衰竭伴大量腹水患者行腹膜透析的护理[J].解放军护理杂志,2015,32(7):45-46.

[2] 王娟,张苗,童薇,等.改善早期腹膜透析导管功能障碍的护理干预[J].解放军护理杂志,2016,33(4):57-60.

[3] 王岚,徐焕霞,王雁,等.腹膜透析86例护理体会[J].第四军医大学学报,2005(18):1694.